做自己的心理医生

石 磊 ◎ 编著

民主与建设出版社
·北京·

图书在版编目（CIP）数据

做自己的心理医生 / 石磊编著 . -- 北京：民主与
建设出版社 , 2023.8

ISBN 978-7-5139-4279-9

Ⅰ.①做… Ⅱ.①石… Ⅲ.①心理保健—普及读物
Ⅳ.① R161.1-49

中国国家版本馆 CIP 数据核字 (2023) 第 120782 号

做自己的心理医生
ZUO ZIJI DE XINLI YISHENG

编　　著	石　磊	
责任编辑	王　颂	
封面设计	于　芳	
出版发行	民主与建设出版社有限责任公司	
电　　话	（010）59417747 59419778	
社　　址	北京市海淀区西三环中路 10 号望海楼 E 座 7 层	
邮　　编	100142	
印　　刷	三河市新科印务有限公司	
版　　次	2023 年 8 月第 1 版	
印　　次	2023 年 8 月第 1 次印刷	
开　　本	710 毫米 ×1000 毫米　1/16	
印　　张	14	
字　　数	180 千字	
书　　号	ISBN 978-7-5139-4279-9	
定　　价	49.80 元	

注：如有印装质量问题，请与出版社联系。

　　一个人是否生活得愉快，不仅看物质条件，更重要的是看精神状态。倘若一个人整天萎靡不振或情绪消沉，活得就会很累。无论在什么情况下，拥有一个良好的心态，比什么都重要。一个人具备良好的心理素质和良好的心理状态，那么，就一定能拥有美好、健康的人生。

　　一个人拥有一个良好的心态，是在长期的生活和实践中逐步积累总结出来的，也是个人素质和修养培养出来的，更是与疾病抗争中磨炼出来的。而《做自己的心理医生》正是从这些生活实践中总结出来的结果。本书以生动贴切、具有代表性的心理案例，加以科学、条理性的分析，阐释和剖析了常见的不良心理、不良情绪、意志障碍、行为障碍、心理障碍等的心理成因，提出了解决心理问题简单易行、具有实效的方法，以及特殊情境下如何进行心理呵护。本书将让你在轻松阅读中引导自己的心理走向阳光，学会通俗易懂的心理学知识，成为自己的心理医生！

目　录

第一章
改变心态，以自己认可的方式去生活

做自己人生的主宰，你便扼住了命运的咽喉，掌控了自己的人生。最好的命运不是财富，不是表象，而是内心的满足。以自己认可的方式去生活，以自己喜欢的方式过一生，没有什么比这更需要勇气。古今中外，大凡成大事，立大业者，无不我心有主，试问，缺失这种心态，怎么能找到人生的真谛？

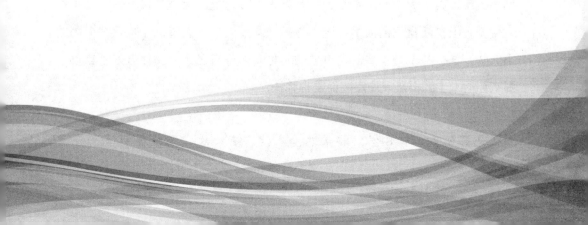

做好自己，活出自己

都说人的命天注定，但事实真的如此吗？确实，命运会给你安排很多条路，但选择权还是在你手里的，所以才有"尽人事，听天命"这样的说法。如果你将一切都交给命运，那么你只是命运手中的玩偶，若是你将命运掌控在自己的手里，你就能够选择出最佳的那条路线。

什么是最成功的人生呢？这个概念实在过于抽象。但唯有一点是必须坚信不疑的，那就是，成功的人生并不在于你获得了多少东西，也不在于你一定要做得比谁更好，而在于你必须要做好自己，体现出自己的人生价值。而这恰恰是一个人对人生的最高追求。

有时，你觉得现在做得不够好，觉得自己与成功还有千里之遥；或许，你觉得现在做得很好，觉得自己还想再做得更好。但是，不满自己也好，超越自己也好，成功的标准不高也不低，它只需要你做好自己就行。的确，戏剧小人生，人生大舞台。每个人，都是人生舞台上的演员；每个人，都是在人生舞台上扮演自己的演员。无论你是光彩照人的大人物，还是默默无闻的小人物，这些都不是重要的，重要的是你要演好自己。只要你做好了自己，那么你的人生就不是天注定，而是由你决定。

曼莉今年只有 8 岁，非常热爱表演。有一次，学校要排演一个大型话剧《圣诞前夜》，曼莉很想加入。在爸爸妈妈的鼓励下，曼莉参加了面试。她原本以为，自己会成为主角，然而令她没想到的是，自己得到的戏份只是扮演一条小狗。回到家，曼莉无比失望，连晚饭也不想吃。

　　妈妈看到曼莉这个样子，心里也很难受，便和她聊天："曼莉，你得到了一个角色，不是吗？"曼莉红着眼："妈妈，你别安慰我了，我只能演条狗，只能汪汪叫！"妈妈看着她，严肃地说："你为什么会有这种想法？其实，你不要看不起这个角色，你完全可以用主演的心态去演戏。你只有投入进去，才能够演好，即使角色只是一条狗，你也可以成为主演。只要拥有主演的心态，你就是主演。"曼莉听了妈妈的话，一个人对着镜子喃喃自语："对啊，其实我需要的是一个上台的机会，而不是一定要当主角！曼莉，哦不，那条小狗狗，我不该看不起你的，毕竟你就是我。"

　　从这以后，曼莉再没抱怨过什么，全身心地投入排练之中。很快圣诞节到来了，尽管曼莉不是主角，可是她的用心表演，赢得了所有人的掌声。甚至，她的风采已经盖过了主角，所有人都被她那精彩的演技折服了。那个夜晚，几乎所有的人都记住了那条汪汪叫的"小狗"，曼莉激动得热泪盈眶。

　　虽然扮演的只是一条汪汪叫的小狗，但是曼莉的用心表演，赢得了所有人的掌声。在生活中，如果我们有曼莉那样的觉悟，懂得通过自己的努力去演好自己的角色，那么你就会发现，即便是其他人的配角，你也能演出主角的风范，过上精彩的人生。

　　其实成功不一定要看你拥有了多少财富、权力，而看你是否能够驾驭自己的人生。真正的人生赢家，不一定有多少金钱、房屋、荣誉，但一定有着幸福的生活。

有这样一对夫妻，他们辛辛苦苦打拼，然后买了个别墅，每个月要还房贷，压力巨大，每天早出晚归。然而他们家的保姆呢？等主人上班后，没有事情可做时，她每天做得最多的事情就是带着家里的狗在公园里遛弯，唱山歌。

渐渐地，附近的人们都开始谈论这位保姆："那个保姆啊，可了不起了，歌唱得那么好，什么时候和她好好谈谈，把她招到我公司去，好好培养培养。"另一位接口道："可不是，有那么好的嗓子，做保姆可惜了，赶明儿找人培养培养她，进歌剧团肯定没有什么问题。"

能获得人们如此由衷的赞叹，你能不说这位保姆是个非常成功的人吗？尽管她没有钱，没有别墅，也没有一份所谓的"好工作"，但她不计较，努力做自己，最后赢得了这么多"成功人士"背地里的赞叹，这实在不能不让人羡慕。

卡耐基曾经说过一段耐人寻味的话："发现你自己，你就是你。记住，地球上没有和你一样的人……在这个世界上，你是一种独特的存在。你只能以自己的方式歌唱，只能以自己的方式绘画。不论好坏，你只能耕耘自己的小园地；不论好坏，你只能在生命的乐章中奏出自己的音符。"

人们每天奔波在繁华都市中，所追求的应当是自我价值的实现以及自我珍惜。所以，我们不该为自己是他人眼中的主角就扬扬得意，也不要为别人的轰轰烈烈而无地自容，更不要为自己的平平常常而妄自菲薄。

做好自己人生的主角，你便扼住了命运的咽喉，掌控了自己的人生。最好的命运不是财富，不是表象，而是内心的满足。不要在意世人的看法，做好自己，活出自己，你的人生便是最好的。

选一条适合自己的路

影视作品中刻画了无数个生活幸福的成功人物，对于一部分人而言，他们奋斗的过程并不重要，即便遭遇了困境，结局也会是圆满的，因为一切都已经在剧本中设定好了。有人羡慕这些人的生活，羡慕这些人的经历，羡慕这些人的成功，最后在自己的心里把自己也代入其中……

每个人都有不同的命运，上天只设定了大方向，之后要怎么走，还看个人的努力。每个人的剧本都不完全一样，你可以仿照别人的成功模式、奋斗精神，却不能原版照搬照抄。复制出来的成功只是一种表象，并不代表你这个个体。

社会各有分工，每个人都不一定能够做自己想做的事，无论你做什么，其实都有成功的可能。当然，你可能在台前享受鲜花和掌声，但你也可能在幕后促成别人的作品。很多人会说，躲在幕后和路边多没有意思，没有鲜花，也没有掌声。其实大可不必这样想，诚然鲜花是美丽的，掌声也固然醉人，但是它肯定台前人成就的同时并不代表否定了幕后人的价值。每个人都是自然界独一无二的存在，活出真实自然的自己，并且按照自己的个性完善自我，这样的人生才精彩。

有一个女孩，她是一个出租车司机的女儿。她在很小的时候，就被周围的人认定有很高的歌唱天赋，她对于声音的把握非常精准。女孩从小的梦想就是成为一名出色的歌唱家，但是上天给予她美丽声音的同时，也留给了她缺点，那就是她的一张阔嘴和一口龅牙。

在一次公开演唱的机会中，为了显示自己的魅力，她一直努力地用上嘴唇盖住自己的龅牙。但这样使得她在唱歌的时候显得非常滑稽可笑，最终，她的首次登台并没有得到观众的认可，她失败了。在比赛结束后，她一个人沉溺在失败的阴影之中。

但是一个资深的音乐人在听完她的演唱后，认为她很有天赋，也具备很大的潜力。在经过短暂的交流之后，音乐人坦率地告诉她："我看了你在台上的表现，知道你在试图掩饰什么，你并不喜欢你那口牙齿，其实这又有什么关系呢？有龅牙并不是你的过错，为什么要尽力去掩饰呢？张开你的嘴，只要你自己不引以为耻，观众就会喜欢你的。甚至说不定你的龅牙还会给你带来好运呢？"

这个女孩接受了音乐人的建议，在唱歌的时候不再去想自己的牙齿。站在舞台之上，她关心的只是自己能不能唱出自己的水平。最终，这个女孩实现了自己的梦想，成为一名歌唱家。

认识不到自己的价值，也不敢做真正的自己，这已经成为阻碍很多人成功的根源。只有做回自己，做真正的自己，你的价值才不会被轻易否定。每个人都是这个世界上独一无二的存在，要想获得最后的胜利，就必须植根于自己独特的个性。忽视自己的个性或者故意掩饰自己个性的行为，终将一事无成。每个人都有着自己独一无二的标签，而这个标签就是我们与他人区分开来的标志。

美国著名喜剧大师卓别林在刚刚进入演艺圈的时候，最开始的想法就是模仿当时一位成名已久的喜剧大师的表演套路。尽管在一段时间里，他绞尽脑汁、煞费苦心地学习和模仿，但是自己却迟迟没有突破和作为。在整个戏剧圈里，卓别林的名字就像很多不知名的演员一样，湮没在庞大的从业人群中。

后来，卓别林开始琢磨，能不能创造出属于自己的表演风格。于是，他根据自己的独特个性，创造了独一无二的表演风格，终于成了有史以来最伟大的喜剧明星。

一个美国思想家曾说过："羡慕就是无知，模仿就是自杀。"即便一个人拥有别人无法企及的天赋，如果只是将这些天赋用在模仿别人身上，最终也只能沦为追随他人的牺牲品。

坚守自我并不是自以为是，故步自封，而是针对个人的特性，找出一个适合自己，能够展现个人才华的方式。一个人不可能成为别人，更没有必要成为别人。

鲁迅先生说过："我自己，是什么也不怕的，生命是我自己的东西。所以我不妨大步走去，向着我自以为可以走去的路，即使前面是深渊、荆棘、峡谷、火坑，都由我自己负责。"这是一种清醒的执着，是在看清前途后的决断。

鲁迅先生最初是学医出身，他观看了一部侵华日军残害中国人的电影后，格外痛心，自此，他认为治心比治身更为重要。于是他决定弃医从文，走自己的路。他用文字唤醒中国人麻木的心，医治病态的人性，让手中的笔成为与敌人对抗的"匕首"。

本来，走自己的路就不易，但一条将个人前途与国家命运结合起来的路就更不好走。而鲁迅先生铮铮铁骨，他选择了这条路，并坚定不移地朝着那个布满荆棘的方向毅然走了下去，挺起了中国人的脊梁。

谨慎而理智地选一条适合自己的路去走，不要去管其他，即便是用着和别人相反的模式，也不意味着你一定会失败。就算自己选的道路充满了坎坷，自己也不能急于否定自己，因为那是你自己的选择。

过好眼前的日子

生活的精彩之处就在于没人知道第二天会发生些什么事。明天等待自己的可能是温暖的阳光，也可能是狂风暴雨，虽说每个人都希望人生一帆风顺，但没有困难的衬托，幸福也不会显得那么强烈。

至于明天会发生些什么，那是未来的事情，现在的你没必要去探究。运气是上天安排的，你只要按照自己的步调过好每一天就够了。

庄子有过一段困苦的日子，最困难的时候甚至没米下锅。一天，他实在是饿坏了，便到专门管水利的监河侯那里去借米。监河侯当时正忙着收租，听了庄子的请求后，他这样说："我现在正在收租，你等我把所有的租金收齐，就借你300两金子。"

庄子听后笑了笑，给监河侯讲了一个故事："昨天，我经过这条路的时候，突然听到有人叫我的名字。四下寻找半天，才在一个车轮轧出的车辙印里找到源头，是一条小鲫鱼。它请求我给它一些水，有了水它就能活命。我说这不是问题，只是我现在身上没有水，所以要先到吴越去，向越王请求开通西江，将水引到这条路上来，这样它就能回到大海了。听我这样说后，小鲫鱼告诉我，如果我这样做了，那么等水调来后，我去卖鱼干的铺子说不定还能找到它。"

故事讲完，庄子就离开了。

人生当中有时需要等待，但并不是天天都在等待。每天等待着明天的到来，这样的日子便是荒废、便是虚度。当没有明天可过的时候，才发现回忆是那么空。成功靠积累，人生也需要积累，在获得幸福之前，达成目标之前的每一天都可以看作一种积累。

活在当下才是最重要的，人的精力是有限的，你没有那么多的精力去计划好未来的每一天，因为未来谁也不知道是什么走向。你所要做的就是过好今天，过好眼前的日子，一天过去后有充实感，不会后悔，才是完美的。这样的日子累积到一起，才是最充实的人生。

过去的事情已过去了，无法改变，明天的事情还是未知，无从计划。我们只需要过好今天，就能听到幸福敲门。若是为了处处领先于别人而提前做明天的事情，那么最终自己只会付出更多的时间和精力。

在一个寺院里，有一个老和尚和一个小和尚。寺庙院子中有一棵参天大树，秋天到了，这棵树每天都会落下一些枯叶。这时小和尚就有了一项工作——每天清扫院里的叶子。

为了使白天来寺庙上香的人不会看到一片破败景象，小和尚每天都要起早做这件事情。秋风瑟瑟，大早上清扫落叶实在是一件苦差事，尤其寒风一刮，扫好的叶子就会四散飞扬，弄得到处都是。

小和尚每天都要花费大把的时间扫落叶，为了轻松一点，他每天都在想各种办法。

一天，他终于想到了一个不错的法子。第二天一早，他就按照自己的办法实施了。在扫地之前，他使劲摇晃大树，希望将所有容易脱落的叶子都摇下来，这样只清扫一次就可以一劳永逸了。这天，他干得比平常更久，也耗费了更多的体力，不过也比平日里更起劲，只要想到明天可以不用扫落叶了，小和尚就像有用不完的力气一样。

可是让人想不到的是，这天晚上刮了一场大风，第二天小和尚到院子里一看，满地的落叶……

无论你今天怎么用力摇树，明天的落叶还是会飘下来。世上有很多事是无法提前预知的，唯有认真地活在当下，才是真实的人生态度。明天如果有烦恼，你今天是无法解决的，每一天都有每一天的人生功课要做，努力做好今天的功课再说吧！

不管你今天为明天如何铺垫，明天都有明天的"落叶"，时间是不会提前的，所以很多事情自然也无法提前。今天想要解决明天的烦恼是不现实的，与其为了未知伤脑筋，还不如好好度过今天，也不枉费时间对我们的厚待。

一辈子说长不长，说短也不短，关键在你怎样过。只看眼前有时并非消极怠工，而是目标的细化。看着远处的高山，心中难免会有各种顾虑，但只看着脚下的路，便能让自己一步一个台阶不断攀高，直到走到人生的巅峰！

只有自己最可靠

俗语说，靠山山会倒，靠人人会跑，只有自己最可靠。最好的人生，就在你自己的掌握中。人活着，最重要的是寻找一片属于自己的世界。这个世界，是别人给不了你的，唯有自己争取。

别人给不了我们光辉的人生，命运同样也给不了，它只能给你一个好的出身，或者是一个成功的机会，但最终的结果，还是要靠自己去拼搏的。

我们的一生总会面临着很多选择，诸多选择让我们迷失了双眼。你希望得到的东西，似乎总是遥不可及。而你想要逃避的，却总是如影随形地跟在你身边。当你面对诸如此类的种种不如意时，会希望命运或是别人能来救你，但现实不是小说，更不是电影，没有那么多的救世主，如果真要找，只有一个，那就是你自己。

一个墨西哥女人和丈夫、孩子一起到了美国，当一家人来到得州边界艾尔巴索城的时候，这个女人的丈夫离开了他们，不知所终。一直依附在丈夫这棵大树下的女人，变得束手无策，而两个嗷嗷待哺的孩子又使她不得不重新面对生活。

在经过最初的茫然之后，女人决定依靠自己打拼出一番事业。虽然当时她只有几美元，但是她还是毅然决然地买了一张火车票前往加州。在加州，她找到了一份在餐馆中当服务员的工作。每天她都要从半夜工作到早上6点钟，却只能赚到可怜的几美元。虽然钱很少，但是女人省吃俭用，努力积攒着财富。

几年之后，这个女人想用辛辛苦苦积攒的钱开一家墨西哥小吃店，专卖墨西哥肉饼。但是当时她的积蓄非常有限，还不能靠自己的力量实现愿望。因此，她拿着自己仅有的资产，来到银行向经理申请贷款。她对银行的经理说："我想买下一间小房子，经营墨西哥小吃，如果你肯贷款给我，那么我的愿望就能够实现。"一个看起来普普通通的外地女人，没有财产抵押，没有担保人，就连她自己也不知道自己会不会成功。可是当时那位银行经理却被她的勇气所折服，决定冒险资助。

25岁这一年，女人终于经营起了属于自己的墨西哥肉饼店，15年之后，这间小吃店变成了全美最大的墨西哥食品批发店。

这个女人就是大名鼎鼎的拉梦娜·巴努宜洛斯。

拉梦娜·巴努宜洛斯作为一个弱女子，又面对着无依无靠的悲惨境地，依然能通过自身的努力为自己赢得成功，值得所有人钦佩。其实，对于任何人来讲都是如此，你如果想要让自己赢得成功和尊重的话，就必须依靠自己的力量去奋斗。

命运给你的一切昨日都是不可逆转的，你能改变的就只有自己的未来。与其咒骂命运，祈求上天，不如相信自己，用豁出一切的勇气来走出一条不凡的人生路。

我们都知道，太阳花具有超强的生命力，即使把它掐断再种到另一个地方，它也能活下去，而且温度越高，生长得越快。菟丝花虽然妖娆多姿，但总需要缠绕到别的植物上面，一旦离开了依附的树枝，它便失去了生存的能力。

我们不妨将这两种花比作人生中的强者和弱者。不难理解，那些不管是事业还是家庭能够赢得成功的人之所以成功，是因为他们从来不依附于他人，在别人说他不具备条件时，也绝不放弃努力，相信只有行动才能把人生引向成功，即使有点灰心，也决不后退。相较之下，那些被划为弱者族群的人往往缺乏独立意识，他们不想法凭借自己的力量去获得人生的发展，因此也就注定了他们只能成为自然界中的菟丝花，当依附不再，自己也就颓然倒地了。

命运不会给你安排那么多的依靠，唯一靠得住的就只有自己。自己的命运应该由自己掌握，再糟糕的结果也不过是人生低谷。要记住，人生只有一个最低点，只要度过了，之后的每一天都是上升期！

抱怨是弱者的借口

在日常生活中，我们几乎随时都能听到各式各样的抱怨：抱怨工作乏味，抱怨公司的老板苛刻；抱怨工作时间过长，抱怨薪水太低；抱怨分配不公平，承诺的提成不兑现；抱怨公司管理制度过严……诸如此类的抱怨是不少人的生活写照，他们整天处在一个消极的生活态度中，一种不被重视的不公平感使他们的心中充满了不满甚至愤怒。如果一个人总是抱怨自己的命运，把自己的不幸归咎于他人，这样只会影响到自己的工作和生活。

杰克原本是一个很有前途的心理医生，刚刚进入这一行业的时候，他像其他人一样充满了雄心壮志，但是在这个岗位上工作了两年时间后，杰克开始变得愤世嫉俗，他甚至比前来咨询的病人更加满怀负面的情绪。他觉得老板给他的薪水过低，觉得老板不重用他，而自己提交的升职报告也一次都没有得到过回复。

然而，真实的情况是，老板决定在下半年的集体会议上宣布提升杰克为主治医生一事。杰克却并没有了解上司对他的期望和认可，也不再兢兢业业地做事，他总是抱怨说："再做下去一点意思也没有了，从早到晚都是面对病人的抱怨，脑袋都要爆炸了，恨不得找个地方躲起来。患者究竟要治疗到何种地步竟然是一群外行在制定标准，他们对治疗一窍不通，但我们却不得不遵守他们的标准。"

天下没有不透风的墙，杰克的这些牢骚很快便传到了老板的耳朵里。老板对杰克的表现感到非常失望。一直以来，老板就对杰克抱有很高的期望。事实上，杰克的情况老板不是没有看到，但是老板认为，杰克过于年轻，需要接受基层业务的扎实训练。但是，当老板听到杰克的抱怨和牢骚之后，打消了尽快晋升杰克的想法。当杰克再次得知没有晋升的消息时，彻底变成了一个典型的工作倦怠者，最终他不得不离开这个岗位。

生活本来就不是事事如意的，生活本来就不会十全十美，相反，起起落落、悲欢离合才是家常便饭。这是现实，我们必须承认，所以我们不要抱怨。能够忍受不公平的待遇，并且以平常心对待，这是人生的一个境界，也是我们努力追求的方向。我们要坦然面对生活，用微笑来迎接一切困难。一旦遇到波折、困难或不顺心的事，就抱怨他人，感叹自己"怀才不遇"，悔恨"明珠暗投"，对生活失去兴趣，对美好的东西失去追求，这种心理不仅会磨损人的志气，而且是危害一个人幸福生活的致命伤。

常常抱怨的人，其实是不热爱生活的人，或者说是不理解生活的人。生活是需要你理解的。你不理解生活，就会常常有愤愤不平的感觉，就会有怀才不遇的感觉，就会有牢骚满腹的感觉，就会有运气不佳的感觉。

传说，有个寺院的住持给寺院里立下了一个特别的规矩：每到年底，寺里的和尚都要面对住持说两个字。第一年年底，住持问新和尚心里最想说什么，新和尚说："床硬。"第二年年底，住持又问新和尚心里最想说什么，新和尚说："食劣。"第三年年底，新和尚没等住持提问，就说："告辞。"住持望着新和尚的背影自言自语地说："心中有魔，难成正果，可惜！可惜！"

住持说的"魔"，就是新和尚心里没完没了的抱怨。这个新和尚只考虑自己要什么，却从来没有想过别人给过他什么。像新和尚这样的人在现实生活中很多，他们这也看不惯，那也不如意，怨气冲天，牢骚满腹，总觉得别人欠他们的，社会欠他们的，从来感觉不到别人和社会给予他们的。他们总说生活过得很累，因为他们只看到了自己的付出，而没有看到自己的所得，于是抱怨变成了最方便的出气方式。但抱怨很多时候不但难以解决问题，还会使问题恶化。如果抱怨上了瘾，不但人见人厌，自己也整天不耐烦。

生活中总有很多不如意的地方，但抱怨是解决不了问题的。有一句话说得好，如果你想抱怨，生活中一切都会成为你抱怨的对象；如果你不抱怨，生活中的一切都不会让你抱怨。所以，请不要抱怨，抱怨只会令你更疲惫。

比尔生活在城市里，但是生活即使舒适，有时也感觉很烦恼，即使忙碌，也会觉得空虚，有快乐，也有彷徨，有希望，也有失望，总是难得如意。因此，寻访乡野成了他解决烦恼的一种途径。乡间正值丰收季节，田垄上堆着稻子，农人提着镰刀，戴着斗笠，用毛巾擦着汗，嬉笑地走向冒着炊烟的家。比尔和一位老者在树下搭讪，老者淳朴而友善。老者说："我们感觉快乐是因为我们能够适应田间的生活，而且喜欢它。我很乐观，我对生活不曾抱怨过，我吃自己种的蔬菜和水果，觉得那是世上最好的食物。"比尔若有所悟地点了点头。

尽管失意太多，尽管生活给了我们太多不如意，可这些不如意之处即使我们抱怨也是改变不了的。抱怨生活只是弱者失败的借口。生活本来就是不公平的，永远不要抱怨生活，因为生活根本不知道你是谁！只有我们用平凡的心去面对生活带给我们的不如意，心中的乌云才会慢慢散开。

抱怨生活，只能让自己意志消沉、沮丧、心灰意冷、甘愿庸碌，最终迷失自我。停止抱怨，努力工作和生活，世界将变得更美好。只有不抱怨生活的人，才是内心强大的人，才是生活的主人。只有不畏惧生活中的不平和磨难，在生活中历练自己，促使自己成长和成熟，让自己羽翼丰满，才能在广阔的天空翱翔，放飞梦想，实现人生价值。

以豁达乐观的态度面对磨难

莫泊桑曾说过："天才，无非是长久的忍耐。"

在人生这条道路上，有着无数的风雨冰霜、艰难险阻。倘若我们一遇到磨难就意志消沉，自暴自弃，不再为自己的目标努力了，可能一时比较痛快，但却永远不可能享受到成功的喜悦，人生也会显得肤浅和苍白。

有一则小故事，读来颇有感触。

冒顿是匈奴头曼单于之子。头曼单于死后，冒顿成为部落的新首领。

冒顿即位之后，邻国东胡觉得冒顿刚刚执掌大权，地位还不稳固，就想浑水摸鱼，敲诈他一笔。

东胡王派出一个使者来到匈奴，使者向冒顿索要头曼单于生前所骑的千里马。

冒顿虽然年纪不大，头脑却非常灵活。他心里很清楚，自己刚刚即位，政权不稳，现在还不能与东胡王抗衡。可是如何去应对，他却陷入了沉思。于是他便召集群臣商议此事。

大臣们都说："千里马是我们匈奴国的宝物，不能给他。"众人纷纷怒不可遏，大有与东胡一决高下之意。只有冒顿一言不发，他静下心来想了想，然后摆摆手说："我们和东胡是邻国，往来频繁，怎么能因为一匹马而把两国的关系闹僵呢？"

于是，冒顿下令把这匹千里马送给了东胡来使。东胡使者牵着马，非常高兴地回去了。

东胡国王见状，以为冒顿果真是软弱可欺，于是野心更加膨胀。没过多久，他又派使者来到了匈奴，这一次索要的是冒顿宠爱的一名妃子。

面对东胡国王的贪得无厌，匈奴的大臣们愤怒无比，纷纷请求冒顿出兵讨伐欲壑难填的东胡国。可是，对于东胡一而再、再而三的无理要求，冒顿却显得并不在意，他说："为了一个女子而得罪邻国，没那个必要。"于是，冒顿再次下令把自己的宠妃送给了东胡王。

经过数年的忍辱负重，冒顿的部落变得强大起来。这时他决定亲自率领军队，立刻讨伐东胡。

自从顺利得到了宝马、美人，东胡王便认为冒顿是个软弱无能的人，他做梦也没想到冒顿敢来和自己打仗。因此，当匈奴大军突然杀过来的时候，东胡人被打了个措手不及，很快便溃不成军。冒顿并没有就此罢休，而是乘胜追击，亲手杀死了东胡王。

冒顿之所以能够成功，就是因为他能够冷静地克制住自己的怒气和冲动，最后厚积薄发，马到功成。一个人成长的过程也是如此，人必须首先经历过无数的苦难，接受各种考验，意志才能得到磨炼，力量才能得到加强，心智才能变得成熟，才能获取知识与智慧，也才能够有所成就。

成熟的人懂得"吃得苦中苦，方为人上人""宝剑锋从磨砺出，梅花香自苦寒来"的道理，懂得风雨是成长的助推剂，挫折是前进的发动机。所以，他们总能以豁达、积极的态度看待人生的磨难，具有战胜磨难的勇气和信心，不屈不挠，进而使自身的能力和才华得以发挥和提高。

现代法国小说之父、世界级著名大文豪巴尔扎克曾说过："苦难对于天才是一块垫脚石，对能干的人是一笔财富，对弱者是一个万丈深渊。"的确，伟大的人格无法在平庸中养成，只有历经坎坷、磨难后，视野才会开阔，灵魂才会升华。而巴尔扎克本人正是踩着磨难走向成功的天才。

巴尔扎克虽为贵族出身，但由于母亲的冷漠无情，他不但缺少温暖的母爱，还觉得自己好像是家里多余的人，童年生活犹如噩梦一般。大学时期，他因想做一名文学家而不是父亲喜欢的律师，而与父亲的关系紧张，结果失去了稳定的经济来源，不得不靠四处打零工糊口。在此期间，他还进行着文学创作，但是他的付出并没有得到回报，那些投稿不断地被退回。

从学校毕业后，为了获得独立生活和从事创作的物质保障，巴尔扎克曾先后从事出版业和印刷业，皆告失败，后来还在与书商打交道的过程中受骗，以致负债累累。为了躲避债务，他不得不多次迁居，最困难的时候他每天只能吃点干面包，喝点白开水。但他挺乐观，他在桌子上画上一只只盘子，上面写上"香肠""火腿""奶酪""牛排"等字样，然后在想象的欢乐中狼吞虎咽。

经历了太多社会中纷乱的人情世故，遭逢了无数的否定和不幸，但是他并没有沉沦于这些痛苦的情绪中，更没有放弃自己写作的愿望，他在手杖上刻了一行字："我将粉碎一切障碍。"他不断地追求和探索知识，对哲学、经济学、历史、自然科学、神学等领域进行了深入研究，积累了极为广博的知识和经验，终成法国现实主义文学成就最高者之一。

看来，一个成熟的人在经受磨难之时，要懂得把磨难看成是人生走向成熟与成功的"磨刀石"，而不要看作是人生的"绊脚石"，不是被动地承受外加的痛苦，而是把痛苦转化为内在抗争的力量。

因此，面对坎坷时，我们要以豁达乐观的心态面对磨难，不仅要"经得起"磨难，更要主动去"迎接"磨难，在磨难中经受磨砺，如此就会化蛹成蝶，凌空飞翔，使卑微的生命放射出夺目的光彩！

学会化解烦恼

在生活中，人们总免不了有一些苦恼烦闷的事。有些烦恼来自外界，必须正视，而大多数困扰则源于内心，这就是所谓"自寻烦恼"。

有一个老人非常喜欢留胡子，花白的胡子足有一尺长。老人为自己的胡子感到自豪，没事的时候就喜欢梳理自己的胡子。有一天，老人在门口晒太阳，过来一个小朋友歪着脑袋看了一会儿，问他："老爷爷，你这么长的胡子，晚上睡觉的时候，胡子是放在被子里面呢，还是放在被子外面？"

老人一时答不上来。晚上睡觉的时候，老人就想起了小孩问他的话。他先把胡子放到被子外面，觉得不舒服，他又把胡子放到被子里面，仍然觉得难受。

这样，老人一会儿把胡子拿出来，一会儿又把胡子放进去，一整夜都没有睡。他一直在想以前睡觉的时候，胡子到底是怎么放的。过了几天，老人剃去了胡子。

烦恼不寻人，大多数的烦恼，都是人们想象出来的，并且不断被放大、强化，最终成为一种心理负担，就如同故事里的老人，因为一个不谙世事的小孩子的天真问题，竟将胡子剃去。忧从何来？忧从心来，胡子剃去了还会有别的烦恼。

每个人都曾有过烦恼或正在经历烦恼，事实上，这些烦恼都是我们自找的，所以，我们就要学会善于淡化烦恼，化解烦恼。

有一个心理学家为了研究人们常常忧虑的"烦恼"问题，做了下面这个很有意思的实验。

心理学家要求实验者在一个周日的晚上，把自己未来 7 天内所有忧虑的烦恼都写下来，然后投入一个指定的"烦恼箱"里。

过了三周之后，心理学家打开了这个"烦恼箱"，让所有实验者逐一核对自己写下的每项烦恼。结果发现，其中 9 成的烦恼并未真正发生。然后，心理学家要求实验者将记录了自己真正烦恼的字条重新投入了"烦恼箱"

又过了三周之后，心理学家又打开了这个"烦恼箱"，让所有实验者再一次逐一核对自己写下的每项烦恼。结果发现，绝大多数曾经的烦恼已经不再是烦恼了。

实验者切身地感到，烦恼这东西原来是预想得很多，出现得很少。

心理学家从对烦恼的深入研究中得出了这样的统计数据和结论："一般人所忧虑的'烦恼'，有 40% 是属于过去的，有 50% 是属于未来的，只有 10% 是属于现在的。其中 92% 的'烦恼'未发生过，剩下的 8% 则多是可以轻易应付的。"因此，烦恼多是自己找来的。这就是所谓的烦恼不寻人，人自寻烦恼。

心理学家将自己对烦恼的研究介绍给了自己所带的十几个研究生。一些研究生向心理学家请教：能不能用身边的事例对"烦恼多是自己找来的"这一结论给予具体的说明。

心理学家笑而不语，从房间里拿出了 20 多个水杯摆在茶几上。这些杯子各式各样，材料也不相同，有玻璃的，有塑料的，有瓷的，有纸的，有的杯子看起来高贵典雅，有的杯子看起来粗陋低廉……

心理学家说："都是我的学生，我就不把你们当客人看待了。你们要是渴了，就自己倒水喝吧。"

正值天气闷热的夏季，大家口干舌燥，便纷纷拿了自己中意的杯子倒水喝。等学生们杯子里都倒满水时，心理学家讲话了。他指着茶几上剩下的杯子说："大家有没有发现，你们挑选走的杯子都是比较好看、比较别致的，像这些塑料杯和纸杯，被选用的就少得多。这是人之常情，谁都希望手里拿着的是一只好看一些的杯子。但是，现在我们需要的是水，而不是水杯。杯子的好坏，并不影响水的质量。想一想，如果我们有意无意地把心思用在选好的杯子上，用在鸡毛蒜皮的琐事上，甚至用在互相攀比上，自然就难免自寻烦恼。这就是：野花不种年年开，烦恼无根日日生。"

世上本无事，庸人自扰之。生活中，很多人往往会自寻烦恼，自己给自己套上枷锁，从而搞得自己疲惫不堪。我们应该学会解除这些束缚，给自己减压，从而让自己活得轻松，活得快乐。

第二章
把控情绪，做自己情绪的主人

　　学会控制自己的情绪，对于每个人而言都是相当重要的，它是我们成功的前提，更是我们身心健康的保证。做自己情绪的主人，不仅能让你重新获得主导权，而且会使你发现，掌控自己的情绪以后，所有的难题都能够轻松驾驭了！

做自己情绪的主人

我们每个人都生活在情绪的海洋中。情绪这东西十分微妙，难以言传，它看不见，摸不着，但是对我们的影响往往超乎想象。

情绪是指人们对客观事物所持态度的内心体验，在面对一些烦琐的事情时，人都容易产生焦躁不安或者悲观、焦虑、沮丧、愤怒……这些都是情绪的种种表现。

成吉思汗是非常了不起的历史人物，曾经建立了横跨欧亚大陆的帝国。他能够有这样大的成就，与他善于平息怒火有关，而他之所以善于平息怒火，则与他的一段传奇经历有关。

有一次，成吉思汗带着一大队人马出去打猎。他们一大早便出发了，可是到了中午仍没有收获，只好意兴阑珊地返回帐篷。成吉思汗心有不甘，便又带着皮袋、弓箭以及心爱的飞鹰，独自一个人返回山上。

烈日当空之下，他沿着羊肠小径向山上走去，走了好长时间，口渴的感觉越来越重，但他却找不到任何水源。良久，他来到了一个山谷，见有溪水从上面一滴一滴地流下来。成吉思汗非常高兴，就从皮袋里取出一只金属杯子，耐着性子用杯子去接一滴一滴流下来的水。

当水接到七八分满时，他高兴地把杯子拿到嘴边，刚要把水喝下去，这时一股疾风突然把杯子从他手里打了下来。将到嘴边的水被弄洒了，成吉思汗不禁又急又怒。他抬头看见自己的爱鹰在头顶上盘旋，才知道是它捣的鬼。尽管他非常生气，却又无可奈何，只好拿起杯子重新接水喝。

当水再次接到七八分满时，又有一股旋风把水杯再次弄翻了。原来又是他的飞鹰干的好事！成吉思汗怒到极点，顿生报复心："好！你这只老鹰既然不知好歹，专给我找麻烦，那我就好好整治一下你这个家伙！"

于是，成吉思汗一声不响地拾起水杯，再从头等着一滴滴的水。当水又接到七八分满时，他悄悄取出尖刀，拿在手中，然后把杯子慢慢地移近嘴边，老鹰再次向他飞来，成吉思汗迅速拔出尖刀，把鹰杀死了。

不过，由于他的注意力过分集中在杀死老鹰上面，却疏忽了手中的杯子，结果杯子掉进了山谷里。于是，成吉思汗无法再接水喝了，不过他马上想到既然有水从山上滴下来，那么上面也许就有蓄水的地方，而且很可能是湖泊或山泉。于是他忍住口渴的煎熬，拼尽气力向上爬。几经辛苦后，他终于攀上了山顶，发现那里果然有一个蓄水的池塘。

成吉思汗兴奋极了，立即弯下身子想要喝个饱。忽然，他看见池边有一条大毒蛇的尸体，这时才恍然大悟："原来飞鹰救了我一命，正因它刚才屡屡打翻我的杯子，我才没有喝下被毒蛇污染的水。"

成吉思汗明白自己做错了，他带着自责的心情，忍着口渴返回了帐篷。他对自己说："从今以后，我绝不在生气的时候做决定！"这一决心，使成吉思汗避免了很多错事，给他的雄图霸业带来了莫大的帮助。

能否控制自己的情绪是一个人心理素质强弱的体现。有效地管理和调控自己的情绪，就能够改变自己的处境，勇于面对不如意的现实。

人的感情是很复杂的，且不容易控制。很多时候，人们常常由于感性的冲动做出一些不理智的事情，结果后悔莫及。但是，一个真正有理智的人，无论在处理什么事情的时候都不会感情用事，让感性控制住自己，相反，他会用理性支配自己的行为。因此，我们要提高自己的理智，用理性来控制感性，把握感情的流向。

爱丽丝是一个脾气异常暴躁、情绪波动极大的女孩，经常因为小事和别人吵架，她的人际关系因此愈来愈紧张，男友也因难以忍受她的坏脾气和她分手。终于有一天，她觉得自己已经处于崩溃的边缘。

她打电话向她的一个朋友普鲁特求救。普鲁特向她保证："爱丽丝，我知道现在对你来说是有点糟，可是只要你经过适当的指引，一切就会好转。你现在要做的第一件事是让自己安静下来，好好地享受一下安静的生活。"

听了普鲁特的话，爱丽丝决定开始停止忙碌的生活，好好地放松一下自己，给自己休一个长假。当她的情绪稳定了之后，普鲁特又建议道："在你发脾气之前，不妨想想，究竟是哪一点触动了你？"

爱丽丝后来发现，当按照普鲁特的建议去做时，人真的不会那么暴躁了，事情也容易理出头绪。在此之前，她的心里早已容不下任何新的想法和三思而后行的念头，已经形成了一种忧虑的习性，这些让她恐惧、慌乱而情绪化。慢慢地，爱丽丝学会把自己当成一个思想的旁观者来看清自己的意念，一旦有了不好的想法就会很快发现，想法失控的时候及时制止。这样持续了一年，她逐渐能够信任自己并且静观其变，生活也步入正轨，并重新获得了一个优秀男士的爱慕，美好在她的生活中渐渐展现。

在生活中，每当你发脾气或在愤怒的情绪中时，你应该分析所有使你愤怒的原因，然后避免使自己暴露于那些痛苦之下，采取一些积极有效的措施来控制自己的情绪。

在生活中，扰人心情的事情时有发生，并成为影响我们情绪的罪魁祸首。我们要看清自己的弱点，不要受情绪的影响，用意志来控制自己，从容应付突发事件。

学会控制自己的情绪，对于每个人而言都是相当重要的，它是我们成功的前提，更是我们身心健康的保证。做自己情绪的主人，不仅能让你重新获得主导权，而且会使你发现，掌控自己的情绪以后，所有的难题都能够轻松驾驭了！

嫉妒是万恶的根源

很久以前，有一个地方遇到了百年不遇的大旱灾，湖水干涸，地面也干得裂开了口子。

湖中住着一只鳖，湖水干涸以后，它为了生存，便想找一个有水源的地方生活。可是它爬的速度太慢了，只怕自己爬不了多远就会连饿带渴地死去。

有一天，从远方飞来了一群天鹅，它们围绕着以前有湖水的地方飞来飞去，寻找原来栖息过的湖泊。鳖见了，便叹了口气说："别找了，湖水早就干了。"

天鹅们非常失望，只好商量再飞到别的地方去找水。

鳖听了天鹅的话，心想："天鹅飞得快，一定很快就能找到水，不如求它们帮忙，把我也带走。"于是，鳖就去求领头的天鹅。

天鹅答应带鳖一起走。于是，它们轮流用嘴衔着鳖向远方飞去。

天鹅飞了好远的路。一天，它们经过一座城市的上空。那里的人看到天上飞过一群洁白美丽的天鹅，都抬头仰望，赞叹道："多漂亮的天鹅啊！今生能看到如此圣洁的动物，真是幸福！"这个时候，也有人发现了天鹅嘴里衔着的大鳖。看到了丑陋的鳖，人们放声大笑："哈哈！这只丑陋的鳖怎么会和天鹅在一起？它原本在地上成长，现在也跑到天上去了，难道丑鳖也想变成天鹅？别做梦了，真是不自量力啊！"

大鳖看到人们夸赞天鹅而嘲笑自己，终于忍不住了。它破着嗓子大骂："你们这群天鹅，到底比我好看多少？不过是有两只翅膀可以在天上飞罢了！有什么了不起的。臭美！"天鹅一开始还忍耐着，后来看到丑鳖因为嫉妒心起，骂得越来越难听，终于难以忍受。本来用嘴衔着它就够累了，被它一骂，天鹅相互使了一个眼色，把嘴巴张开，还在哇哇大骂的大鳖突然感到身体直线坠落，还没有发觉是怎么回事，已经掉到地上摔死了。

可怜又可悲的大鳖就这样断送了自己的性命，究其根本原因就是由于嫉妒造成的。自然界的动物尚且如此，更何况人呢？

如果一个人在生活中产生了嫉妒情绪，那么他就从此生活在阴暗的角落里，面对别人的成功或优势咬牙切齿，恨得心痛。一个人有了这种不健康的情感，就等于给自己的心灵播下了失败的种子。

生活中，爱嫉妒的人常常会诋毁别人的成绩，还会怨恨自己的无能，心中充满唯恐被别人超越的苦恼，身心备受双重煎熬。嫉妒心强的人还会惹是生非，拆人家的台，给人家处处出难题，使绊子，同时也会使人变得消沉，或是充满仇恨。如果一个人的内心变得消沉或是充满仇恨，那么他距离成功也就越来越远。

战国时，张仪和陈轸都投奔到秦惠王门下并受到重用。可不久，张仪便产生了嫉妒心，因为他觉得陈轸有才干，比自己强很多，担心时间一长，秦惠王会冷落自己，偏喜陈轸。于是他就找机会在秦惠王面前说陈轸的坏话，进谗言。

一天，张仪对秦惠王说："大王时常让陈轸来往于秦国和楚国之间，可现在楚国对秦国的态度并不比从前友好，反而对陈轸却特别好。可见，陈轸在全心全意为自己谋利，并不是诚心诚意为我们秦国做事。人们还常说陈轸把秦国的机密泄露给楚国。作为您的臣子，怎么可以这么做呢？我不愿意同这样的人一起共事。况且最近我又听说他打算离开秦国到楚国去。要是这样，大王倒不如杀掉他。"

听了张仪这番挑拨，秦惠王自然很恼怒，马上传令陈轸进见。一照面，秦惠王就对陈轸说："听说你想离开我，准备上哪儿去呢？告诉我，我好为你准备车辆呀！"

陈轸一听，摸不着头脑，只是两眼直盯着秦惠王。很快，他便明白过来，这里面一定有原因，于是镇定地回答："我准备到楚国去。"

秦惠王心想果然如此，对张仪的话更加相信了，他缓缓地说："那张仪的话并不是虚构的了。"

陈轸心里完全清楚了。原来是张仪在捣鬼！他没有马上正面回答秦王的话，而是定了定神，不慌不忙地解释说："这事不仅张仪知道，连过路的人都知道。从前，殷高宗的儿子孝己非常孝敬自己的继母，故而天下人都希望孝己能做自己的儿子；吴国的大夫伍子胥对吴王忠心耿耿，以至天下的君王都希望伍子胥做自己的臣子。所以说，奴仆和小妾被出卖时，如果左右邻居争着买，这就说明他们是忠实的奴仆、贤良的小妾，因为邻居非常了解他们才争相去买；有一个女子，如果同乡的小伙子争着要娶她为妻，这就说明她是个好女子，因为同乡的人比较了解她。反过来，如果我忠于大王您，楚王又怎么会要我做他的臣子呢？我忠心一片，却被怀疑，我不去楚国又到哪儿呢？"

秦惠王听了，觉得有理，点头称是，不仅不再怀疑陈轸，而且更加重用他，给了他更丰厚的待遇，相反对张仪冷淡了许多。

这是一个很明显的教训，嫉妒者无不以害人开始，以害己而告终。

人生在世，一定要有一颗平静和善的心，切不可心怀嫉妒。俗话说："己欲立而立人，己欲达而达人。"别人有所成就，我们不要心存嫉妒，而要平静地看待别人所取得的成功，这是拥有幸福人生的秘诀。

嫉妒是万恶的根源，是美德的窃贼。一个人越是嫉妒别人，就越容易消磨自己的斗志和锐气，越会陷入无止境的叹息，使自己的人生之舟搁浅在嫉贤妒能的荒滩上。

不要为小事而生气

生活中，我们经常看到人们愁眉苦脸、抑郁伤感、发脾气，说起来不过多是为了一些微不足道的小事。人生是多么的短暂，因一些鸡毛蒜皮、微不足道的小事而耿耿于怀，为这些小事而浪费你的时间、耗费你的精力是不值得的。

1965 年 9 月 7 日，世界台球冠军争夺赛在美国纽约举行。路易斯·福克斯的得分一路遥遥领先，只要再得几分便可稳拿冠军了。就在这个时候，他发现一只苍蝇落在主球上，他挥手将苍蝇赶走了。可是，当他俯身击球的时候，那只苍蝇又飞回到主球上来了，他在观众的笑声中再一次驱赶苍蝇。这只讨厌的苍蝇破坏了他的情绪，而且更为糟糕的是，苍蝇好像是有意跟他作对，他一回到球台，苍蝇就又飞回到主球上来，引得周围的观众哈哈大笑。路易斯·福克斯方寸大乱，连连失利，而他的对手约翰·迪瑞则愈战愈勇，赶上并且超过了他，最后夺走了桂冠。第二天早上，人们在河里发现了路易斯·福克斯的尸体，他投河自杀了！

为了和一只小小的苍蝇斗气，路易斯·福克斯丢了冠军甚至自己的生命，这真可谓因小失大、得不偿失。现实生活中也不乏这样的人，他们实在太在意身边的一些琐事了。其实，很多人的烦恼，并不是由多么大的事情引起的，而恰恰来自对身边一些琐事的过分在意、计较。

在一望无际的大沙漠中，有一只骆驼有气无力地向前走着。正午的太阳简直就是一个大火球，把骆驼晒得又饿又渴，焦急万分。装了一肚子火的骆驼正不知该往哪儿走时，它的脚掌被一块小小的玻璃片硌了一下，骆驼顿时火冒三丈，它抬起脚狠狠地将碎玻璃片踢了出去，却不小心将脚掌划开了一道深深的口子，鲜红的血液顿时把沙粒染红了。

气呼呼的骆驼因为疼痛一瘸一拐地向前走着，身后留下了一串血迹，血迹引来了空中的秃鹫。它们在骆驼上方的天空中不停地嘶叫和盘旋着。骆驼心里一惊，不顾伤势狂奔起来。极速的跑动使伤口不断地撕裂，血也越流越多，在沙漠上留下一条长长的血痕。当骆驼跑到沙漠边缘时，浓重的血腥味儿又引来了附近的沙漠狼。疲惫加之流血过多，无力的骆驼只得像一只"无头苍蝇"一样东奔西突，仓皇中跑到一处食人蚁的巢穴附近。鲜血的腥味儿惹得食人蚁倾巢而出，黑压压地向骆驼扑过去。一刹那，食人蚁就像一块黑毛毯，把骆驼裹了个严严实实。一会儿工夫，那只可怜的骆驼就满身是血地倒在了地上。

临死前，这只骆驼追悔莫及地叹道："我为什么跟一块小小的碎玻璃片生气呢？"临死前才明白不应该动不动就生气，这只骆驼显然明白得太晚了。

现实生活中，让人生气令人发怒的事也许会随时发生，而作为一个有理智的人，为了安宁地、更好地工作和生活，遇到不愉快时需要忍气制怒，如果不忍，任意地放纵自己的感情，首先伤害的是自己。

在很久以前，有一个叫东吉的人，每次生气和人起争执的时候，他就以很快的速度跑回家去，绕着自己的房子和土地跑三圈，然后坐在田地边喘气。东吉工作非常勤奋，他的房子越建越大，土地也越来越广，但不管房子有多大、土地有多广，只要与人争执生气，他还是会绕着房子和土地跑三圈。

东吉为何每次生气都绕着房子和土地跑三圈？所有认识他的人，心里都很疑惑，但是不管怎么问，东吉都不愿意说明。直到有一天，东吉很老了，他生气了仍旧拄着拐杖艰难地绕着土地跟房子走。等他好不容易走了三圈，太阳都下山了。东吉独自坐在田边喘气，他的孙子在身边恳求他："阿公，您已经年纪大了，这附近地区也没有别人比您的土地更大了，您不能再像从前，一生气就绕着土地跑啊！您可不可以告诉我这个秘密，为什么您一生气就要绕着土地跑上三圈？"

东吉禁不起孙子恳求，终于说出隐藏在心中多年的秘密，他说："年轻时，我一和人吵架、争论、生气，就绕着房子和土地跑三圈，边跑边想，我的房子这么小，土地这么少，我哪有时间、哪有资格去跟人家生气，一想到这里，气就消了，于是就把所有时间用来努力工作。"

孙子问道："阿公，你年纪大，又变成最富有的人了，为什么还要绕着土地跑？"

东吉笑着说："我现在还是会生气，生气时绕着土地走三圈，边走边想，我的房子这么大，土地这么多，我又何必跟人计较？一想到这儿，气就消了。"

一个人要生气，总会有生不完的气。既然如此，何不更旷达地面对人生，少为一些无关紧要的小事去生气，多找快乐，过好珍贵的每一天？

英国著名作家迪斯雷利曾经说过："为小事生气的人，生命是短暂的。"如果你真正理解了这句话的深刻含义，那么你就不会再为一些不值得一提的小事情而生气了。

不要为一件微不足道的小事而生气，生气与烦恼只是展现自己面对困难时的无能而已，只有沉着与冷静才是面对困难并消灭它的最好办法。所以说，我们不应让一些小事影响了自己的心情，而应用豁达的心态去面对，这样才会有一个好结果。

不要让自己陷入恐惧之中

恐惧是人们的一种基本情绪。每个人在社会生活的方方面面都可能会有恐惧感的产生，特别是当遇到陌生的环境或不利的环境时，恐惧感会更加强烈。

一个军阀每次处决死刑犯时，都会给犯人两种选择：第一是一枪毙命，第二是选择从监狱左墙的一个黑洞进去，命运未知。

所有犯人都宁可选择一枪毙命，也不愿进入那个不知里面有什么东西的黑洞。

一天，酒酣耳热之后，军阀显得很开心。

旁人很大胆地问他："大帅，您可不可以告诉我们，从这黑洞走进去究竟会有什么结果？"

"没什么呀！其实走进黑洞的人只要经过一两天的摸索便可以顺利地逃生了，人们只是不敢面对不可知的未来罢了。"军阀回答。

其实，很多时候，我们害怕的不是别的，而是自己内心凭空生出的恐惧。我们战胜的也不是别的，正是自己。

马丁·加德纳是美国著名的心理学家，同时也是一名出色的医生。他竭力反对把实情告诉癌症患者。他认为，在美国死于癌症的病人中，80%的病人是被吓死的，其余才是真正病死的。

他曾做过一个实验：让一名死囚蒙上眼睛躺在床上，告之将被执行死刑，然后用木片在他的手腕上划一下，接着把预先准备好的一个龙头打开，让它向床下的一个容器滴水，伴随着由快到慢的滴水节奏，结果那个死囚昏了过去。他用事实告诉世人：恐惧能从精神上摧垮一个人。

恐惧起源于我们自身，发自我们内心，是我们自己吓怕了自己。事实也确实如此。任何事情本身并不恐惧，往往是我们对它们了解不够，或者根本没有了解，从博弈的角度上讲，无形中高估、放大了对手的能力，贬低了自身的能力，因此，失去自信心，不相信自己能战胜对手。

一位心理学家带他的学生去做一个心理实验。他把学生们带到了一个没有开灯的黑屋子里，屋子里只能看见一座窄窄的桥。心理学家问："谁敢从这座桥上走过去？"不服气的学生们一个接一个踏上那座窄桥，并顺利地走了过去。

心理学家打开了一盏幽幽的小灯。灯光昏暗，但是学生们看清楚了桥下是漆黑的水潭。谁也不知道那水有多深，而且在幽幽的灯光下，水潭显得更加诡异莫测。心理学家再次问："现在，谁敢从这座桥上走过去？"学生们有些犹豫，但是大部分人还是走上那座桥，依旧小心翼翼走了过去。

心理学家再次打亮一盏灯，这盏灯的灯光较先前的那盏亮多了，学生们看到水潭里的景象，心头不禁打个冷战。只见水潭里有数不清的蛇游来游去，有一条眼镜蛇还吐着长长的信子昂头冲着那座桥。学生们无不倒吸一口冷气，心里在庆幸自己幸好没有掉下去。心理学家再次问："这下，谁还敢走过那座桥？"几乎没有学生敢再踏上那座桥了。

这时，只见心理学家踏上了那座桥，稳稳地走到了对面，学生们都惊呆了。心理学家没有说话，只是再次打开一盏更亮的灯让学生们细看，原来桥和水潭之间密布着一张细细的铁丝网，学生们面面相觑。

心理学家这时开口了："同学们，这就是我们内心的力量。我们不知道，恐惧正是来自我们的内心。在灯亮之前，我们所有人都能够小心地走过那座桥。那时候，黑暗对我们来说，不值得恐惧。反而让我们变得小心，而不至于出错。但是，当灯被一盏盏打开，我们被自己内心的恐惧限制住了，反而不敢迈步走向那座桥。其实，我们任何一个人都可以走过那座桥。

那座桥，就是我们内心的力量。只要我们不被自己内心的恐惧所震慑，我们都有能力轻松地过桥。"

其实，很多时候恐惧都是我们自己强加给自己的。当不祥的预感、忧虑的思想在你心中发作时，你不应当纵容它们逐渐扩大，你应该拿出勇气与它们相对抗，只要有勇气与信心，从心态上战胜恐惧，你就可以步步向前，迈向光明。

每个正常的人都可以自发地控制情绪，可以改变自己对事物的认识，用理性和行动控制自己的一系列想法，克服自己的恐惧心理，形成无畏思想，激励自己采取能够战胜恐惧的积极行动。

减少猜疑，学会信任

所谓猜疑，就是无中生有地起疑心。它是人际关系的腐蚀剂，它可以使所有幸福的东西毁于一旦。如果在与人交往时总是猜疑别人，那么彼此的关系就难以维持。

思想家培根曾说过："猜疑之心犹如蝙蝠，它总是在黄昏中起飞。这种心情是迷惑人的，又是乱人心智的。它能使你陷入迷惘、混淆敌友，从而破坏你的事业。"自古以来不知有多少人因为猜疑疏远了朋友，中断了友谊，甚至毁掉事业。

范增是项羽的得力谋士，许多次，刘邦的计谋都被他识破。刘邦要打败项羽，首先想到的就是除掉范增。在陈平的协助下，刘邦导演了一次反间计。当楚汉两军在荥阳相持不下时，项羽为了打败刘邦，便借议和之名，派遣使者入汉，顺便探察汉军的虚实。陈平听说楚国使者要来，正中下怀，便和刘邦布好圈套，专等楚国使者上钩。

楚国使者进入荥阳城后，陈平将他带入会馆，留他参加午宴。两人静坐片刻，一班仆役将美酒佳肴摆好。陈平问道："范亚父（范增）可好？是否带有亚父手书？"楚国使者一愣，突然明白了是怎么回事，正色道："我是受楚王之命，前来议和的，并非受亚父所派遣。"

陈平听了，故意装作十分惊慌的样子，立即掩饰说："刚才说的是戏言，原来是项王使臣！"说完，起身外出，楚国使者正想用餐，不料一班仆役进来，将满案的美食全部抬出，换上了一桌粗食淡饭，楚国使者见了，不由怒气上冲，当即拍案而起，不辞而别。

回到楚营后，使者立即去见项羽，将自己的所见所闻添油加醋地告诉了项羽，并特别提醒项王，范增私通汉王，要时刻注意提防。

其实，陈平的反间计并不高明，如果稍微考虑一下，就不难找出其中的破绽，只是项羽优柔寡断，加之性格刚愎自用，自然就不会想到这些。

项羽听后，愤恨地说道："前日我已听到关于他的传闻，今日看来，这老匹夫果然私通刘邦。"当即就想派人将范增拿来问罪，还是左右替范增劝解，项羽这才暂时忍住，但对范增已不再信任。

范增一直对项羽忠心耿耿，他心无二用，对此事一无所知，一心协助项羽打败刘邦。他见项羽为了议和，又放松了攻城，便找到项羽，劝他加紧攻城。项羽不禁怒道："你叫我迅速攻破荥阳，恐怕荥阳未下，我的头颅就要搬家了！"范增见项羽无端发怒，一时摸不着头脑，但他知道项羽生性多疑，不知项羽又听到了什么流言，对自己也产生了戒心。

范增想起自己对项羽忠心耿耿，一心助楚灭汉，项羽不仅不听自己的忠言，反而怀疑自己，十分伤心。他再也耐不住了，便向项羽说道："现在天下事已定，望大王好自为之。臣已年老体迈，望大王赐臣骸骨，归葬故土。"说完，转身走出。项羽也不加挽留，任他自去。

项羽之所以失去了一个得力的谋士，就是吃了猜疑的亏。猜疑实在是害己又害人。对成功路上艰难跋涉的追求者来说，猜疑是一个随时可能吞没你整个宏伟事业的陷阱。

猜疑是人性的弱点之一，历来是害人害己的祸根，是卑鄙灵魂的伙伴。一个人一旦掉进猜疑的陷阱，必定处处神经过敏，事事捕风捉影，对他人失去信任，对自己也同样心生疑窦，损害正常的人际关系。

有了猜疑之心，对待朋友，看待事实，就不能从客观实际出发，进行合乎逻辑的判断、推理，而是凭借一点表面现象，主观臆断，随意夸大，进而扭曲事实，得出一个不切实际的结论，或者先入为主，先设框框，然后察言观色，甚至无中生有，把幻觉当真，把一些毫无关系的现象也当做事实材料，生拉硬拽来当做证据。

大学毕业后，李叶被一家知名外企录用，他欣喜不已，暗下决心，一定要干出一番成绩。他十分注意自己的言谈举止，唯恐稍不留意影响到领导和同事对自己的看法。一次，他成功地完成了一张设计图，高兴之余，情不自禁脱口而出："真是太棒了！"邻桌的同事闻声抬头瞄了他一眼，他马上紧张起来："糟糕！同事一定觉得我太得意忘形了。"又一次，听到部门主管与人谈话中提到"新员工"三个字，并表情严肃，他的心一下缩紧了："一定是说我什么不好的事情。"上班路上，他遇到一位年长的同事，对方随口一句："年轻人，走路都是昂首挺胸啊！"他马上将头垂了下来："坏了！这分明是在批评我盛气凌人，不尊重老同事。"此后，每当见到别人脸色不好或两三个人低声交谈，他就担心是不是在针对自己，过分猜疑让他身心疲惫，感觉周围的环境越来越差，苦恼万分。

李叶之所以会苦恼，就因为患了"猜疑"这一不良心理疾病。从心理学上讲，猜疑是由不信任而产生的一种怀疑心理，十分有害。猜疑是一个可怕的心理误区，因为猜疑会破坏人与人之间最宝贵的东西——信任，引起对方的反感和抵触，这就暗藏着彼此关系破裂的危险。它像一片阴暗的沼泽地，使人越陷越深，甚至失去理智。猜疑会增加思想压力，打破心理平衡，使人陷入惴惴不安之中，天长日久可以导致心理崩溃。猜疑，不但是对对方的不尊重，也是对自己缺乏信心的表现。

猜疑是心灵闭锁者人为设置的心理屏障。只有敞开心扉，求得彼此之间的了解沟通、增加相互信任、消除隔阂、排除误会，才能获得最大限度的理解。因此，在生活和工作中，我们要减少猜疑，学会信任别人。少一分猜疑，多一分信任，成功的道路就会在你的脚下。

克服抑郁，远离困扰

现实生活中，我们每个人其实都体验过抑郁情绪，那是一种非常低落的情绪，甚至超越了失落和沮丧。对于许多人来说，抑郁情绪的出现只是一个暂时的表象。当面对困难迎头赶上，当将失败化为成功的动力，当对痛苦之事释然以后，抑郁情绪又会像最初袭来时那般，悄然而去。而对另一些人来说，抑郁情绪得不到化解，也许会使他们愈演愈烈，最终成为抑郁症患者。

随着生活节奏的加快，抑郁已经闯入了我们的生活，因为压力过大而出现抑郁症的现象也屡见不鲜。

抑郁是一种低落、郁闷的情绪，得了抑郁症的人没有任何欲望，唯一的想法就是一切都很糟糕。抑郁的常见表现为：情绪低落，快感丧失，有持久的疲劳感，说话、思维和运动迟滞，睡眠障碍，躯体不适，性欲低下，日常工作及娱乐活动的兴趣减低，思维和注意能力下降，无价值感，焦虑，自我评价低，有无助感、厌世感、绝望感。

早在两千多年前，抑郁症就开始困扰着世人，这些抑郁症患者中有很多是历史名人，包括国家元首、艺术家、作家、神职人员和科学家，当然，还有普通人。亚伯拉罕·林肯，作为美国第 16 任总统，也未能幸免于抑郁症的折磨，并且这种心理疾病困扰了他一生。"现在我成了世上最可怜的人。如果我个人的感受能平均分配到世界上每个家庭中，那么，这个世上将不再会有一张笑脸，我不知道自己能否好起来，我现在这样真的很无奈。对我来说，或者死去，或者好起来，别无他路。"虽然林肯能够预见自己的未来，知道自己会成为最受世人景仰的总统之一，但这丝毫不能减少他的抑郁。抑郁症是如此顽固，它甚至可以毫无阻拦地闯入人们的生活，无论这个人拥有怎样的成就、社会地位、教育水平、财富、宗教信仰或文化。任何人都有患上抑郁症的可能性。

心理学家认为，随着人们生活压力的加大和工作节奏的加快，会有更多的人感到紧张、疲劳和郁闷，加上经济拮据、失业和下岗等因素，发病率会进一步增加。由于抑郁症的发病年龄绝大多数处于工作年龄段，严重的抑郁症患者中有15%会自杀而死。也就是说，抑郁症既可以影响人们的工作，又可危及病人的生命。

抑郁情绪常见而普遍，短暂的抑郁并不可怕，但对于持久的抑郁情绪一定要予以制止，我们更不能一味地让自己沉浸于抑郁之中而不得解脱，只有用坦然的心境面对困难和挫折，只有让自己逐渐学会释然，才能还自己一个愉快的人生。

下面是一些排解抑郁的方法：

（1）向亲友倾诉。当我们感到痛苦、心情郁闷时，不妨找知心朋友或亲人，把痛苦的事情向他们说一说，倾诉的过程就是不良情绪释放的过程。亲友的理解、支持有利于不良情绪的释放。但不可完全依赖家人或者朋友，一定要让自己变坚强，多想愉快的事情，养成不积累情绪垃圾的好习惯。

（2）适当运动。当我们感到心情不好、郁闷时，可以适当进行户外运动，如散步、慢跑、打球、骑自行车等。适量的运动会产生许多对身体有益的激素，如肾上腺素，它会让你产生亢奋的感觉进而远离不良情绪，但要注意适量，过度的运动会使身体造成负担，产生负面效果。

（3）放松自己。当我们感到生活、工作压力大，情绪紧张时，可以听听旋律轻快、优美的轻音乐或歌曲来缓解紧张情绪；喜欢唱歌的人可以邀请朋友一起去唱唱歌，通过唱歌缓解压力、释放不良情绪；喜欢做瑜伽的人可以选择做瑜伽放松。

（4）注意饮食。加强营养，改善饮食结构，适当吃一些高热量、有健脑作用的食品，如肉类、蛋类、花生、豆类食物，这些食物不仅营养丰富，而且热量高，可以增强御寒能力。富含维生素的蔬菜水果也不能缺少，要少吃零食和刺激性食物。

过度紧张会损害身心健康

所谓紧张，是一种情绪。紧张的根源是惧怕。人一惧怕，便产生紧张情绪。

心理学研究表明：人们在日常生活中，经常会遇到各种各样的困难和障碍，为了解决问题，实现自己的目标，就必须克服困难。而困难的出现和克服，会引起人内心的不安和紧张。其实，人们需要适度的精神紧张，因为这是人们解决问题的必要条件。但是，过度的精神紧张，却不利于问题的解决。

王立军是一个刚刚入伍的军人，在部队机关从事文秘工作。对一个刚刚入伍的战士来说，这是一份非常不错的工作。王立军自己也感到很幸运，同时他也非常重视这份工作，心里经常提醒自己要珍惜这个难得的机会，努力工作，给领导留下个好印象。

由于工作的性质，他经常要和领导接触。在领导面前，他总是处处小心，生怕自己讲错话、做错事。可是，他还是出了一次差错。有一次，他由于疏忽而忘记报告一件事，结果被领导狠狠地批评了一顿。从此以后，他在领导面前更加小心了。可越是小心，他越发感到在领导面前紧张、心跳加速。他常常暗示自己不要紧张，可是紧张好像总要和他作对似的，他越是这样想，紧张就越明显，后来发展到一见到领导就紧张得话都说不清楚，在有领导在场的会议上也不敢发言，还有见到异性时，有时也会出现类似的情形。

当今世界是一个竞争激烈、快节奏、高效率的社会，这就不可避免地给人带来许多紧张感和压力感。紧张并不是某一个人独有的心理，大多数人都不同程度地具有这种心理，因此，可以说紧张是相当一部分人的共同心理特点。

在赛车界，舒马赫的名字为世人所熟知，他是不折不扣的赛车王。然而，在那瞬息万变的赛道上，每一次判断和决定都是在毫秒之间做出的，紧张情绪成了赛车手们最大的通病。熟悉赛车手的人都知道一个心照不宣的秘密，很多赛车手都会因为比赛过度紧张而在车上尿裤子。即便是拥有无法超越的成就的舒马赫，也会在每次比赛前感觉紧张。舒马赫为了舒缓情绪，每次比赛之前，都要玩一玩电子游戏。不玩电子游戏，他的精神就无法得到放松。

由此可见，每个人都会有紧张的情绪，但只要找到合适的排遣和放松方式，你就可以在一定程度上克服那令人浑身战栗的紧张情绪。

紧张心理是一种正常的心理状态，但是过度的紧张心理会给人们的身心健康造成损害，还会给人们的工作和学习生活带来不利的影响。所以，在日常生活中我们必须要采取相应措施，防止出现过度的紧张心理。那么，我们到底该怎么去除紧张心理呢？

（1）坦然面对和接受自己的紧张。你要知道紧张是正常的，很多人在某种情境下可能比你更紧张，不要与这种不安的情绪对抗，而要体验它、接受它。当你感到紧张时，你可以试着问问自己：为什么这样紧张，自己所担心的最坏的结果可能是怎样的。这样你就做到了正视并接受这种紧张的情绪，坦然从容地应对，有条不紊地做自己该做的事情。

（2）建立强烈的自信。很多人紧张的原因往往是缺乏自信，提高自信心有助于消除紧张感。提高自信心有两个原则：一是减少对自己的否定性评价，增加肯定性评价，如"我现在的状态不错""我做得很棒""别人不会看不起我"；二是参与那些容易成功的活动。当你参加重要活动或与某个人接触感觉不太紧张时，这个过程就会提升你的自信心，通过多次参与和锻炼，你的自信心就会越来越强。

（3）适度的体育锻炼。有节奏的适度的体育锻炼，如广播操、游泳、跳舞等，有利于身心健康，也有利于防止长期的心理紧张。

（4）身体放松法。在正常的情况下，大家只要心神一紧张，身体就会变得僵硬，拳头紧握，这样一来，身体反而更加紧张，以致心神的紧张达到顶点。这时候，最好去洗一个热水澡或很安详地坐在沙发上，目的是为了解除身体的紧张。有了舒适的身体，才能产生舒坦的心情。

第三章
心存善意，用炽热的心去温暖别人

你的一句话，可能会让他们的心情明媚起来；你的一个善举，可能改变他们的处境。或许，这种改变是潜移默化的，但是，请不要因此而放弃善意。善意是世界的阳光星空，是和风细雨，是百花盛放。而冷漠的人生就像一片荒漠，尽管沙子还是热的，却寸草不生、了无生趣。想要融化这种冷漠，需要用善意焐热自己的内心，再用这颗温热的心去温暖别人。

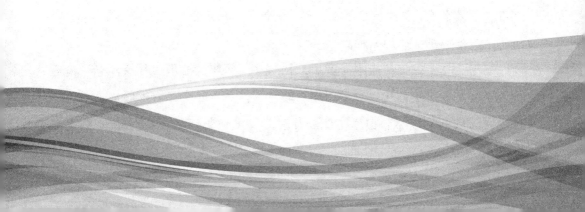

播撒善良的种子

一个人记忆中最明亮的光芒，往往不是晴朗日子夺目的阳光，而是在迷途的雨夜里那一点如豆的烛光。因此，行善本不需要如太阳一般的高调和耀眼，不如以月亮般温柔的方式，在最黑暗的夜里为人带去温柔的希望。

善意，是一种盲人可见、聋者可听的美好德行。这个世界上，有许多人需要你，你的一句话，可能会让他们的心情明媚起来；你的一个善举，可能改变他们的处境。或许，这种改变是潜移默化的，但是，请不要因此而放弃善意。甘地就曾经说过："你的善行多半是不显著的，但是，重要的是你做了。"

有一位年轻的教师，在地震时不顾自身安危指挥学生逃生。房屋垮塌的一瞬间他用尽最后的力气将还没逃出去的女学生推了出去，自己却被永远留在了教室里。虽然他已不在人世了，但是他的善良却永远地留了下来，成就了孩子们一辈子的幸福。

一位住在大山里的赤脚女医生，她只有一间四壁透风的竹楼，但那里却成了天下最温暖的医院。一副瘦弱的肩膀，担负起十里八乡的健康。她没有任何编制，不享受国家工资和待遇，但她却坚持肩负起附近2500多人的健康。她在接受采访时脸上洋溢的那种幸福的表情诠释了奉献可以给一个人的内心注入的力量。

这位教师和女医生都是平凡的人，他们如月亮般温柔的善举使得他们不再平凡，也使得他们的人生有了不同寻常的黑夜中的银色光辉。

有一位国王仁慈爱民，凡是有人相求，他都尊崇民意，因此深得民众爱戴。

这一年，邻国大举侵犯，国王暗自思忖："两国交兵，由来已久，我若像父祖一样率兵出战，军民定会死上很多，且冤冤相报何时了。邻国入侵的目的，无非是觊觎我国国土及王位，我何不让位于他，让干戈永远平息，而保住我国老百姓的性命呢？"

国王思虑完毕，修书昭告邻国国君："寡人可以让位，但不得骚扰我军民，对我军民应一视同仁。"

邻国国王读信后感到非常高兴，心想不费吹灰之力就打赢了这场仗，随后率军长驱直入。让位的这位国王先在城中听到消息，又听说对方自东门入，他便更换衣衫，打扮成平民，自西门出，遁迹于山林之中。

一天，有一个人经过此处，在山林中小憩，碰巧遇到了国王，于是两个人交谈起来。国王问此人："你从什么地方而来，又往什么地方去呢？"那人说："我自北方邻国来，听说这里的国王慷慨好施，而我贫穷不堪，所以特来乞些财物回去，以度余年。"

国王听了，感慨道："我就是你想找的国王，但你来迟了，我也已十分贫困，不能满足你的愿望了，很对不起你！"这人听罢，不胜懊丧，跺脚哭了，自怨命苦，不该跋涉千里而来。

国王见他这般状况，动了恻隐之心，把心一横，对他说道："你不用难过了。你既然千里迢迢求我而来，我虽然穷得一无所有，但我还是可以满足你的要求。"那人说："你已一无所有，怎么能满足我的愿望呢？"

国王说："我毕竟还是个退位的国王呀，新王必然在悬赏捉拿我。你可将我捆绑了，拿去献给新王，他一定会重赏你的。"

这人出于贪婪，果然将国王捆绑起来，牵着他来到宫门。新王见此，不胜欢喜，询问这人是如何捕到国王的。这人便将实情告知："我不是捕到的，是他心甘情愿地要这么做的。"

新王听后感到十分惊讶，也甚为感动！他不损一兵一卒得此大片土地，虽然尽力安抚此国百姓，但臣民们仍想念旧王，关怀他的安全，每日流泪焚香祝祷，有的则避到山林组织反抗。

新王对旧王愿意让出王位与国土，本来已经深感惊异，今又听这人所说，越发敬佩旧王的盛德，感到国与国之间的确不可冤冤相报。于是，他离开国王的宝座，亲自下殿给旧王解绑，并郑重地说道："本王在你的面前，是个不光彩的低矮之人。你的行为教诲了我，现在我把王座仍旧让位于你。愿我们从今永息干戈，结束父祖仇恨，世世和好吧！"

国与国之间如此，人与人之间亦是如此。若我们做善人行善事，那么我们就会带给他人美好的感受，对方也便自然地回馈给我们同样的善意。即使没有得到相应的回馈，我们也会因为自己的付出而体会到内心的满足感。

人人皆平等，并不因为你伸手帮助别人就高人一等，月亮不会因为为你照亮回家的路就轻视你。同样，当你付出善心的同时，也要送出你的尊重，只有这样的善行，才是真正的心灵至善。

慷慨予人，也是帮助自己

善良，是一个人所有美好品德的基础。因为心地善良，所以懂得体恤别人，可以推己及人；因为慈悲，所以诚实、无私，相信世界的美好。这样的人，心中充满爱，待人充满善，生活中便也充满幸福。

善，是对别人苦难的感同身受，是看到别人幸福时的不妒和祝福，是遇到需要帮助之人时不计回报地施以援手，是以爱的眼光和胸怀来感受世界，来面对和回馈他人。善良的人，心里总带着对别人的体恤和慈悲，当世事不如所愿时，因为能体谅别人的难处，所以可以对不如意豁达接受；当别人遭遇苦难时，总会给予帮助，并从帮助别人中获得内心的快乐；当别人获得幸福时，也能胸怀宽广地给予祝福，并分享对方的快乐。如此，善良的人便获得了远比其他人更多的内心的快乐和满足。

忙碌的我们似乎越来越不快乐了，忧郁和孤独不断充斥着生活。我们为什么会忧郁，为什么会孤独？著名心理学家荣格的观点是："我的病人中大约三分之一都不是真的有病，而是由于他们只爱自己，只在乎自己的所得与所失，对周围的一切表现出冷淡、怠惰、不在乎、无所谓的态度。"

那么，我们应该如何做呢？不妨来看一个故事。

在暴风雨后的一个早晨，沙滩的浅水洼里有许多被暴风雨卷上岸来的小鱼。它们被困在浅水洼里，回不了大海了。用不了多久，浅水洼里的水就会被沙粒吸干、被太阳蒸干，这些小鱼都会被干死。

有一个小男孩走得很慢很慢，而且不停地在每一个水洼旁弯下腰去。他捡起水洼里的一条条小鱼，并且用力把它们扔入大海。太阳炙烤着沙滩，小男孩的汗水不停地流着，腰酸、胳膊痛，但他还是在不停地扔着小鱼。

有人忍不住走过去："孩子，这水洼里有这么多条小鱼，你救不过来的。"

"我知道。"小男孩头也不抬地回答。

"那你为什么还在扔？谁在乎呢？"

"这条小鱼在乎！"男孩一边回答，一边继续拾起一条小鱼扔进大海，"这条在乎，这条也在乎！还有这一条、这一条、这一条……"

在小男孩的心目中，每一条小鱼都是独立、完整的生命，都有获得同情、关爱和呵护的需要。尽管这么多小鱼他救不过来，可是对于被救的小鱼来说，新生不就意味着重新获得了整个世界吗？有什么理由不倾情相救呢？

善良的人可以带给别人快乐和幸福，又可以真诚地分享别人的快乐和幸福，于是，幸福就在这样的过程中加倍。没有人不喜欢和善良的人在一起，同样的事情，人们总是更愿意和善良的人结伴；同样的机遇，人们总是更愿意和善良的人分享。于是无形之中，善良便又带来了更多的回报。

善良的人做事不会吃亏。是的，就在这真诚的付出和分享之中，善良便得到了最高的嘉奖，那就是内心的满足与快乐。

在20世纪爆发的一场战争中，一名叫丽娜的普通家庭主妇从报纸上看到，参战的士兵因思念亲人备感孤单、失落，作战士气极为消沉，于是她决定以亲人的身份给他们写信，收信人是"每一位参战的士兵"，落款一律是"最爱你们的人"。信的内容风趣幽默、关怀备至。直至战争结束，丽娜一共寄走了600多封信。但她认为自己所做的一切不值一提。

日子一天天过去，转眼间战争结束已经快10年了。一天清晨，丽娜梳洗完毕要去上班，打开房门的一刹那，她惊呆了：门口笔直地站着一排排穿戴整齐的绅士。他们每人手里拿着一束玫瑰花，见到她簇拥了上来，齐声喊道："我们爱你，丽娜女士！"丽娜此时像万人追捧的明星，被鲜花和掌声包围住。

原来，在战争结束10周年之际，参战士兵联合会进行了"战争中我最难忘的事"的评选活动。所有收到信件的士兵至今都难以忘怀，在那艰难的岁月，这些信给了他们无穷的信心和勇气，于是他们决定找到写信人。通过寄出信的邮局，他们知道了丽娜的详细地址，相约来答谢这位伟大的女士。

丽娜的眼睛湿润了，她从没想过，一封封信件居然会让这些经历了战火纷飞、生离死别的老兵们念念不忘，此时的她是幸福的。

在别人遇到困难的时候，伸出援助之手，既不会给自己造成多大的损失，还有可能会给自己带来意想不到的好运气，这便是积德为善的福报。或许我们暂时看不到自己的回报，可是终究有一天，我们会听到那响亮的爱的回声。

善有善德，恶有恶报。有的人吝啬自己的帮助，不肯施以援手，在自己需要帮助的时候，才追悔莫及。这就是佛家所说的因果报应。要想得善果，就一定要有善因。慷慨予人，也是帮助自己。

生活就像山谷回声，你付出什么，就得到什么；种下什么样的种子，就会收获什么样的果实。做善事的人不会吃亏，因为在他们每一次伸出援手的时候，他们都给世界也给自己播种下了最甜美的种子。

不要吝惜自己的鼓励

人是社会动物，而生活在社会中，就不可避免地受到别人态度的影响。我们每个人都需要得到别人的认可，来自别人的支持和鼓励会让我们更加勇敢、更有力量，而面对别人的讥讽和嘲笑则会让我们的内心遭受痛苦和伤害，甚至心生绝望。你不是他人，你不知道自己并无恶意的玩笑什么时候会成为压在别人心上的最后一根稻草，什么时候自己一句平淡的鼓励就为别人带来希望和阳光。

澳大利亚人尼克·胡哲天生患有"海豹肢症"，也就是说，他生下来就没有四肢。为了像正常人一样生活，他付出了比常人多几倍的努力，才终于像同龄孩子一样进入了学校。

然而在学校里，他不得不面对其他人异样的眼光，以及别的孩子的讽刺捉弄。

他说，有一次，在经历了无比糟糕的一天后，他绝望了，他想自己已经做出了那么多艰苦的努力，承受了那么多痛苦，为什么还是得不到别人的认可；自己从来没做过伤害别人的事，没必要过这种受人歧视、受人欺负的日子。他当时在心里想："我受够了，如果今天再有一个人这样对我，我就放弃所有的努力，我就自杀。"

这时，身后响起一个女生的声音："尼克！"

他心想："这一刻要来就来吧，尽情羞辱我吧，明天我就不存在了。"

他转过身，却意外看到了一张和善的笑脸。那女孩对他说："你今天看起来好极了。"

很多年后，已经成家的尼克·胡哲说起这个瞬间依然不能自已。这个女生用最简单不过的一句鼓励，在那个灰暗的日子里救了他一命。

尼克·胡哲不能选择健康，但你却可以在面对他人时选择你的态度，是做那些羞辱、伤害，将别人推向深渊的人，还是做那个用鼓励和喝彩挽救他人的人。

没有不需要球迷掌声的球队，没有不需要观众喝彩的演员。对一场处在逆境中的比赛，球迷不变的支持就是对球队最大的鼓励；对于为了台上的精彩默默练了几年、几十年功的演员，落幕时观众的认可就是对他们付出最大的回报。而对普通人来说，我们的日常生活和工作就是我们的赛场、我们的舞台，我们也同样需要鼓励、支持、赞赏。

不要吝惜自己的鼓励。在别人成功时，真心实意地为对方鼓掌，称赞一声"你很棒"；在别人消沉时，送上一句真诚的鼓励"没关系，相信你下次会更好"。在这样的掌声和鼓励中，人与人之间没有了苛责，没有了伤害，只剩下最真挚的相互欣赏、相互祝福。

也许你的一次鼓励并不会像故事中的女孩那样救下一条生命，可是，就在你的一次次掌声和鼓励声中，我们每个人所处的世界也逐渐成为更加宽容、更加善良的乐园。而每多一个这样的人，这个世界也就更美好一分。当所有的人都愿意带着鼓励的心真挚地为他人喝彩时，这个世界便充满了希望。

成人之美是一种气度和胸怀

子曰："君子成人之美，不成人之恶。小人反是。"君子成人之美，是因为君子有着与人为善的宽阔胸怀，能把别人的成功当成自己的成功，把别人的快乐当成自己的快乐。不成人之恶，则是因为君子爱人以德，不愿意看到别人遭受灾难，更不愿看到别人落水翻船的不幸。但小人却不然，他们总是喜欢成人之恶，不愿成人之美。

所以，成人之美是一种气度、一种胸怀，更是一种君子风范。

庄子曾讲过一个这样的故事。

有个匠人对于斧子的运用极其精妙，舞起斧头来就像是一阵旋风。

匠人每次在表演绝技的时候，他的一位搭档就会在鼻子上涂上薄薄的一层石灰粉。当匠人一斧头劈下去时，搭档鼻子上的石灰粉就会被削去，但他的鼻子却完好无损。

庄子说这则寓言固然显示了匠人的技艺高超，运斧如风，但是另一方面也不能忽视搭档的精妙配合以及奉献精神。试想如果没有搭档的协作，匠人何以练就这样一手绝活。

匠人也十分感激搭档。但在搭档去世后，匠人就再也找不到敢于与他配合的人了，毕竟这风险性太大。

宋代王安石有诗云："便恐世间无妙质，鼻端从此罢挥斥。"匠人没有搭档的成全，人们便再也难以看到他的精彩表演了。

成人之美有时需要牺牲自己去成全别人的荣耀，心中没有爱和善的人，是无法做到的。

搭档的成人之美是基于他对匠人的认同、理解与欣赏，二者形成了心灵的相通，从而实现了生命的相互成全。当一个人以赞赏之心而成人之美时，他必然会获得一种人格魅力而令人倾倒，被成全的人更应有一颗感恩的心。

成人之美，往往舍自己之所得，助人于无声之中，它的确是一种高尚的品德。它需要有宽广的心胸、助人为乐的精神。对于患得患失、一切都要算计自己能得到多少好处的人来说，是很难做到成人之美的。自私的人永远体会不到成人之美的快乐，唯有有着君子胸怀的人才能用自己心中的爱与善去成就他人的圆满。

看过《大长今》的人除了记得长今的种种美德，也往往忘不了皇帝中宗成人之美的感人例子。

中宗事务繁重，常常忧心忡忡，善良的长今看到他这样，常常劝他敞开心扉，把内心的苦闷找朋友倾诉出来。中宗感动于长今的温柔善良和善解人意，又偶然得知长今就是多年前送酒给他让他念念不忘的小姑娘，更是对她产生了深深的爱意。以中宗贵为皇帝的身份，他完全可以命长今嫁给自己，但是当他得知长今和闵政浩相互之间心有爱慕时，心中感受到了深深的酸楚和痛苦。

然而中宗不愿勉强长今做任何事情，当他身患重病、身体每况愈下的时候，他秘密下令让内侍府的人将长今送到闵政浩被流放的地方，希望二人可以从此远走他乡，不再被朝廷中潜藏的各种危险所伤害。

作为一个男人，拱手将自己心爱的女人让给他人谈何容易；作为一位高高在上的皇帝，不仗着自己的权势满足自己的私欲又是何等境界。而中宗正是因为有着宽容大度、成人之美的君子气度，才有了长今和闵政浩的终成眷属；而也是这份成人之美之心，成就了中宗自己的大境界。

成人之美，不是"却替他人做嫁衣"的无奈和不甘，而是"赠人玫瑰，手有余香"的欣慰和释然。它意味着舍自己之所得，去圆他人之心愿，与此同时，自己也因这无数的相助而涤荡了心灵，体会到一种更为难得、更为高贵的快乐。一个只懂得关注自己得失的自私之人是永远也体会不到这种内心的满足的，唯有有着君子的风度和胸怀的人，才懂得成人之美这一举动中，蕴藏着无尽的美好与快慰。

用温热的心温暖别人

在鲁迅先生的小说《故乡》中，鲁迅回到故乡，再也找不到从前热闹的社戏，与自己友爱的小伙伴闰土，还有昔日本分寡言的豆腐西施，所有人都因生活的折磨变得冷漠，对昔日的温情产生隔阂，让他再也感觉不到故乡的温馨。

冷漠一旦成为一种习惯，就会蔓延。对人冷漠的人，对生命也会冷漠，植物和小动物激不起他们的爱心，只会让他们觉得吵闹和麻烦；他们自然也不会去享受湖光山色，因为那不能给他们带来什么好处。

缺少了爱心，就会对世界多几分冷漠。冷漠首先是对人的无视和敌意。不论旁人对自己是好心还是恶意，都不去理会，也不去理解，只要完成自己的事，就不管其他人怎样。即使与人交流相处，也是维持恰当的友好，实质不过是互相利用与利益交换。冷漠的人最在乎利益，不能忍受旁人一丝一毫的侵犯，在这个前提下，他们越来越不讲情面，而且他们不觉得这是一个问题。即使别人对他们有好意，他们也会认为那些人有目的、有企图，冷漠完全扭曲了人与人相处的本质。

总有人感叹人情冷漠，其实该问问自己："我是不是对人有足够的善意？"当你看到一个陌生人需要帮助，你是会热情地问他需要什么，还是会本着"多一事不如少一事"的想法，置之不理？如果你都做不到善意待人，就没法去要求别人对自己不冷漠。有慧心的人不会冷漠，他们的智慧能够理解他人的苦闷与无助，也知道只有帮助他人，在需要的时候才会有人来帮自己。

克莱一直住在某个小镇上，他是一个贫穷的纺织工人。这天就要下班了，老板突然告诉他："我很抱歉，厂子要裁员了。我想，等你织完了手头的这一匹布，明天就没有多少活要干了。"

下班后，克莱难过地走在街上，漫无目的地转悠着，他不知道自己明天应该干什么。他看到街上有几个孩子正在用棍子拨弄一只死麻雀。可怜的鸟儿是怎么死的呢？等孩子们散了以后，克莱走了过去，突然，他发现死鸟的喉咙里好像有什么东西鼓鼓的。天呐！他居然从鸟喉咙里取出一枚漂亮的金戒指！

这枚戒指足够家里半年的开销了，但是克莱想到了丢戒指的人，心想对方一定在很着急地找这枚戒指。于是，他把金戒指攥在手里，一路小跑到镇上的珠宝店，问老板："您知道这个金戒指是谁的吗？"

珠宝店老板拿起金戒指端详了一番，非常肯定地说道："我当然知道，这是曼妮太太的。这枚金戒指是她上周从我店里买走的，当时她还特意要我在戒指后面刻了一个'M'呢，你瞧！"

"曼妮太太不就是老板的妻子吗？"克莱马上跑到老板家，当面把金戒指归还给了曼妮太太。为了表示谢意，老板让克莱重新回到工作岗位，还让他担任纺织厂的总管。克莱再也不用为生计发愁了。

一分耕耘一分收获，设身处地地为他人着想，为他人提供帮助，那么，他人也会在关键时刻为你着想。

善意是世界的阳光星空，是和风细雨，是百花盛放。而冷漠的人生就像一片荒漠，尽管沙子还是热的，却寸草不生、了无生趣。想要融化这种冷漠，需要用善意焐热自己的内心，再用这颗温热的心去温暖别人。只有自己先踏出一步，当别人有需求的时候，无论他是否开口，只要有能力，就去帮助，你只是多说一句话，多做一件小事，在别人那里，看到的却是你热情真诚的内心。要知道，当你用善意的微笑对待他人时，你的美好形象已经在他人心中生根。

懂得爱别人也要会爱自己

很多人似乎有一个通病，全身心去爱别人很容易，要多关心自己一下却很难。结果虽然身边人人提起自己都是交口称赞，自己却活得又累又疲倦。

人不仅要向他人奉献自己的爱，也应该学会爱自己。爱自己，不是自私自利，不是自我姑息，不是自我放纵，更不是夜郎自大的无知，而是源于对生命本身的崇尚和珍重。只有懂得爱自己，才能懂得爱的责任；因为只有多爱自己一点，才更有能力去爱别人；因为多爱自己一点，爱才会更有意义。

爱自己，首先要爱惜自己的身体，重视、珍惜、照顾好自己的身体，学会劳逸结合，不要因为工作而过度劳累，建立有规律、健康的生活习惯，保持健康的心理状态，定期进行健康检查，有病及时治疗……健康是人生的第一财富，有了健康的身心才有可能谈得上事业有成、家庭幸福，才能憧憬美好的未来。

纵观身边那些不幸福的人，皆是他们不懂关爱自己、失去自我的缘故。这并不难理解，一个人若连自己都不爱，倾其所有，牺牲自我，这种爱会变得越来越卑微，别人又怎会瞧得起你，把你当回事呢？卑微是留不住人心的。

爱，要多给自己一点点。因为你很重要，你就是你能拥有的全部。你存在，才会感到整个世界存在。你看得到阳光，才会感到整个世界有阳光。正如一位哲人所说的："不要再等待别人来斟满自己的杯子，也不要一味地无私奉献。如果我们能多爱自己一点，先将自己面前的杯子斟满，心满意足地快乐了，自然就能将满溢的福杯分享给周围的人，也能快乐地接受别人的给予。"

一个老华侨在国外曾独自奋斗多年，如今终于决定回国与家人团聚了。

在为他送行的晚宴上，有朋友问，这么多年感触最深的是什么？老华侨回答："凡事多爱自己一点！这么多年一个人在外，要不是凡事多爱自己一点，就走不到今天；要不是凡事多爱自己一点，家庭也不会这么美满。"

"这是不是有点自私？"朋友半开玩笑地问，因为在他看来，一个大男人担忧的应先是一家老小的安危，而他却是自己。

"不自私，"老华侨解释道，"家人在家乡遇到了无论是病还是灾，担忧是担忧，但因为身边有亲人，却总可转危为安。可我不同，异国他乡，要自己做好一切准备，为免于患。"老华侨顿了顿，接着说，"平时对身体好的食物我从来不吝啬，该吃就吃，每个星期日我都会做自己喜欢做的事情，将心中的不快排解出去。每年夏天我都给自己十天假期，让自己彻底地全身心地放松。正因为这样，我的身体和精神状态一直很好，我可以好好地工作多赚些钱让家人生活得更好。"

老华侨确实应该多爱自己一点，因为他是一家人心中的那座山。如果他不爱惜自己，逼迫自己像陀螺一样不停地旋转，那么很可能会出现不同程度的身心之患，到时再多的金钱也是枉然。关爱自己，幸福一家人。

懂得爱别人，更要学会爱自己，幸福是自己创造出来的。爱自己是我们需要学习并掌握的一门与幸福息息相关的技能！如果你觉得不够幸福，那么，就多给自己一点点爱，从现在开始先和自己谈恋爱吧！

友情的可贵之处是真诚和无私

海内存知己，天涯若比邻。

我们每个人都是作为独立的个体降生到这个世界上的。而在这个辽阔的世间，一个人是如此渺小，一个单独的灵魂是如此孤独寂寞。幸好，在这个世界中有这样一种情感存在，它给人以温暖，以陪伴，以安慰，以力量。它在黑夜里给人亮起满天的星光，在夏日撑起一片绿荫，在冬天雪中送炭，在丰收的季节与人共享欢愉。它就是友情。

因为友情，让原本陌生的人成为惺惺相惜、没有血缘的亲人；因为友情，在举目无亲的异乡奋斗，心里就不再空空荡荡；因为友情，个性得到理解，痛苦得到安慰，错误得到包容，万念俱灰的时候会有人搂着你的肩膀真诚地告诉你："相信我，你能行！"

在所有的情感中，友情来得最为纯粹，它不因亲情起于血缘与责任的束缚，也不似爱情带着激情和占有的欲望。它可以只源于一次愉快的谈话、一次默契的配合、一次游玩的经历，却以此为种子，生长为最茂盛的树木。

友情是水，不像茶越冲越淡，也不像酒在醉后让人痛苦不堪。真挚的友情并不喧哗，而是默默地带走你身心的疲倦。

有一个年轻人，因为一场车祸去世了，遇到天神时，他问道："在我们的世界里，有许许多多的关于天堂地狱的说法，你能不能让我看一下真正的天堂与地狱有什么区别？"天神见年轻人很真诚，就答应了他的要求。

他们先来到地狱，年轻人感觉到浑身冷得瑟瑟发抖，地府中寒气逼人，看见的都是骨瘦如柴、饱受饥饿的灵魂。"为什么他们都这么瘦呢？好像一副没吃饱的样子。"年轻人有些害怕地问天神。

"你看那边！"此时，一群灵魂围在一个巨大的锅旁，锅里煮着美味的食物，他们每个人都争先恐后地用勺子盛食物，送到自己嘴边，可是他们手里的勺子太长了，吃到嘴里的远没有掉到地上的多，人人又饿又失望。

接着，天神又带年轻人来到天堂。一群灵魂正在一个巨大的锅旁吃饭，他们手上的勺子也很长，可是人们都是把盛上食物的勺子送到对面人的口中。你喂我，我喂你，他们人人都能吃饱饭，所以个个脸色红润，身体健康。

看到这个情景，年轻人顿时明白了天堂和地狱的区别。

友情的可贵，就在于它的真诚和无私。真正的朋友不一定是最常陪在我们身边、最常赞美我们、最常赠送礼物的那个人，却一定是在我们需要时扔下自己的事情第一时间出现在我们面前的那个人；是当我们被冤枉、被误会时站出来为我们说话的那个人，是我们身处困境时毫不犹豫出手相助的那个人。

真正的朋友，也许不是会在我们哭泣时安慰我们的那个人，却是会陪我们一起掉眼泪的那个人；也许不是会在我们成功时在我们身边祝贺的那个人，但是会在我们失败时第一个安慰的那个人；也许不是会在我们面对困难时说"你要加油"的那个人，但一定是会说"我能帮你什么"的那个人。

真正的友情不能掺杂虚伪。缺乏真诚，内心就会生长芥蒂与隔膜，人与人之间就难以沟通，友情也就无从谈起。只有真诚，才能带来对彼此真切的关怀和理解，才可能同舟共济，同甘共苦。

能共患难的朋友就像亲人，而更为难能可贵的是，他们与我们本没有血缘关系，仅仅是靠一份患难与共的情谊联系在一起。这就足以让我们把自己的真心回报给他们，用一生的时间和真情来培养这朵绚烂的友情之花。

懂得换位思考

人与人生长环境不同，受到的教育不同，年龄不同，性格不同，思维方式不同。对于同样一件事，有人看到了 A 面，有人看的是 B 面，还有人根本看不到这件事。因此，有人说 A 是解决方法，有人说 B 是问题出路，还有人根本不理这个茬儿，直接绕过这件事。你能说得清谁对谁错？不同的人看到不同的风景，能尊重别人眼中的风景，这个世界上人与人之间的争执就会少很多。

有时候他人对自己的心意就像你收到一件礼物，拆开包装，不一定是你喜欢的样式和颜色，也许你会气愤，为什么别人无法察觉你的喜好？那分明是显而易见的，一定是对方不肯动脑筋，不够用心。其实，这种想法真是冤枉了送礼物的人。我们经常听到有人抱怨身边的人不理解自己，他们忘记了，身边的人不是他肚子里的蛔虫，知道他的每一个想法，他们也只能按照自己的考虑去理解、去关心。而享受到这种关心的人，即使与自己期望中的有差距，也只能在沟通方面多下功夫，而不该随意抱怨。

一个已婚女人对自己的母亲抱怨说，所有人都不理解她，丈夫嫌她唠叨，孩子说她多管闲事，就连单位同事都嫌她工作太积极，让大家不得不跟她一起积极表现，每周要多加一天班。"难道我想让他别错过那单生意，让孩子抓紧复习物理，在工作上多做一点、得到更多的收入有错吗？"

母亲说："你想的没错，但你不能要求别人一定要理解你，理解你并不是别人的义务。何况，你以为你是在为他们考虑，他们却有自己的考虑。你干涉了他们的计划，他们怎么能不对你有意见呢？"

"可我为他们的付出，他们难道看不到吗？"女人不甘心地问。

"他们看得到，所以才不忍心责备你，你要想想他们究竟需要什么，而不是给他们带去麻烦。你不理解他们，又怎么能要求他们理解你？"一席话说得女人哑口无言。

每个人都渴望他人对自己的理解，当自己的好心被人误解、不尊重，人们难免伤心抱怨。故事中的女人不明白尽心尽力地为他人着想，为大局着想，为什么换来的只是别人的嫌弃和不领情。女人的妈妈却说，有问题的不是别人，而是她自己的思维。

别人眼中有别样的风景，遇到想法不同时，不要急着否定别人，试着站在别人的角度想一想，体恤对方的难处和不易，理解对方的角度和立场，如此，才能建立起良好的人际关系。

在现实生活中，为了生存、为了竞争、为了自尊等原因，每个人都要为自己的利益努力，遇事首先要考虑的就是自己的利益。但为自己考虑并不意味着丝毫不为其他人考虑。恰恰相反，只有那些会为别人考虑的人，才能在困难时候得到大家的帮助，渡过难关。因为这个人的善良、友好已经被别人牢记，受过他的照顾，自然会想在他困难的时候报答他。

良好的人际关系不仅能帮助自己成长，渡过各种难关，还是开拓事业的助力、幸福生活的保障。在事业上，人缘儿好可以让人得到各种各样的信息和资源，通过朋友结识朋友；在生活上，愉悦的人际关系能够减少摩擦，保证自己做事更加顺利。越来越多的人开始重视人际关系，人们发现想要改善人际关系并不困难，关键在于你会不会从别人的角度出发，看看别人看到的风景。

几个老同学在酒店吃饭喝酒，气氛很热闹。其中一个最近刚刚做成了一笔生意，得意地向朋友们吹嘘。在座其他人难免附和着吹捧他，只有一个人脸色不太好看，喝了几杯就找个借口告辞了。

那个人走后，其他朋友忍不住说："都是老同学，我们说话不用客套，老高最近生意不好，欠了一大笔债，你怎么能在这个时候对他说你生意好？"

尽管人们总是强调人与人之间应该互相体谅，但常常一高兴就忘记了旁人的心情，一不注意就伤害了别人的自尊。当你看到的是一片即将丰收的金黄色麦田时，你可想到，旁人看到的却是一片凄凉之景？

如果每个人都懂得换位思考，愿意站在别人的角度考虑问题，就算不能对别人有所帮助，也能让自己更了解他人，更了解问题所在，不致因偏见发生误解，因误会产生不和。换位思考是改善人际关系的第一步，也是最有效的方法。

与人相处时，我们需要尽量抛除偏见和不满，努力站在他人的立场，想想他人的需要，在这个基础上，语言就会更温和，态度也会更友好，有时候会放弃自己的一点利益成全别人。就像一位名人所说："为你赢得成就的不是你的成功，而是你为别人做了什么和你那颗善良的心。"

第四章
宁折不弯，为自己
打造一颗坚强的心

每个人都有梦想，也曾为之而努力过、奋斗过，但是很多人却因为没有一颗坚强的心和持之以恒的毅力，只能给自己的人生留下深深的遗憾。所以，我们要想成就一番事业，要想实现自己的梦想和追求，就必须努力为自己打造一颗坚强的心。

为自己打造一颗坚强的心

每个人都有梦想，也曾为之而努力过、奋斗过，但是很多人却因为没有一颗坚强的心和持之以恒的毅力，只能给自己的人生留下深深的遗憾。所以，我们要想成就一番事业，要想实现自己的梦想和追求，就必须努力为自己打造一颗坚强的心。

一个农民，初中只读了两年，家里就没钱继续供他上学了。他辍学回家，帮父亲耕种三亩薄田。在他19岁时，父亲去世了，家庭的重担全部压在了他的肩上。他要照顾身体不好的母亲和瘫痪在床的祖母。

20世纪80年代，农田承包到户。他把一块水洼挖成池塘，想养鱼。但乡里的干部告诉他，水田不能养鱼，只能种庄稼，他只好又把水塘填平。这件事成了一个笑话——在别人的眼里，他是一个想发财但又非常愚蠢的人。

听说养鸡能赚钱，他向亲戚借了500元钱，养起了鸡。但是一场洪水后，鸡得了鸡瘟，几天内全部死光。500元对别人来说可能不算什么，但对一个只靠三亩薄田生活的家庭而言，不啻天文数字。他的母亲受不了这个打击，竟然忧郁而死。

他后来酿过酒，捕过鱼，甚至还在石矿的悬崖上帮人打过炮眼……可都没有赚到钱。

几乎所有的人都说他这辈子完了。但是后来他却成了南方一个大城市里的一家大公司的老板，手中有数亿元的资产。

现在，许多人知道了他苦难的过去和富有传奇色彩的创业经历。一些媒体采访过他，许多报告文学描述过他。其中一个访谈令人印象深刻：

记者问他："在苦难的日子里，你凭什么一次又一次毫不退缩？"

他坐在宽大豪华的老板台后面，喝完了手里的一杯水。然后，他把玻璃杯子握在手里，反问记者："如果我松手，这只杯子会怎样？"

记者说："杯子摔在地上，肯定要碎了。"

"那我们试试看。"他说。

他手一松，杯子掉到地上发出清脆的声音，但并没有破碎，完好无损。

他说："如果有10个人在场，这10个人都会认为这只杯子必碎无疑。但是，这只杯子不是普通的玻璃杯，而是用玻璃钢制作的。我之所以能战胜苦难，就因为我有一颗坚强的心。"

这样的人，即使只有一口气，他也会努力去拉住成功的手。如果他不能成功，那么还有谁能成功呢？

每个人的心中都有一个梦想和追求，也曾为之而努力过、奋斗过，但是很多人却因为没有一颗坚强的心和持之以恒的毅力，便半途而废，只能给自己的人生留下深深的遗憾。不管通向成功的道路是阳光灿烂，还是风雨兼程，我们都要始终保持这颗坚强的心，不得有半点的懈怠和屈服。阳光总在风雨后，经历了风风雨雨、大风大浪、坎坎坷坷之后，再回味自己来之不易的成功的时候，那一定是人世间最幸福的时刻。

面对悲痛要能一笑而过

心理学家称：情绪影响行为，把握住自己的情绪，就能找到幸福的感觉。保持平衡的心态，用平和的心态处事，你就能做最快乐的自己。

一位妇人，她几乎经历了一个普通女人所能经历的所有不幸：幼年时父母先后病逝，好不容易找到了工作，又因不同意做厂里某领导人的儿媳而被挤出厂门。嫁了个当兵的丈夫，婆婆却对她十分苛刻，婆婆过世后丈夫又因外遇弃她而去。现在，她领着女儿独自度日，似乎过得十分平静。

一个阳光明媚的日子，她的朋友去她家闲坐，女儿在一边玩耍。她们边聊天边和小姑娘逗笑，不经意间触动了往事。朋友赞叹她遭遇这么多挫折却活得如此坚强平和。她笑笑，给朋友讲了一个故事：

两个老裁缝去非洲打猎，路上碰到一头狮子，其中一个裁缝被狮子咬伤了，没被咬伤的那位问他："疼吗？"受伤的裁缝说："当我笑的时候才感到疼。"

"我也是这样的。"妇人对朋友笑道，"我被狮子咬了许多口，但我的一贯原则是：忍着痛，笑也好，哭也好，只要有感觉就有生命，只要有生命就有灵魂，只要有灵魂就有生存的意义、希望和幸福。"

心理学家告诉我们：当我们用"世上无难事"的人生观来思考问题时，每件让你烦恼的事情都不再是煎熬，懂得一笑置之的人，都有着一颗坚强的心，面对悲痛，当我们能一笑而过时也就意味着你将会获得莫大的幸福。不可抗拒的困难有很多，但是，如果我们带着一颗坚强乐观的心，人生就会变得格外美好。

一位伟人曾经说过："要么你去驾驭生命，要么是生命驾驭你。你的心态决定谁是坐骑，谁是骑师。"事情既然已经发生了，无法改变了，那我们就应该吸取教训，以积极的心态对待接下来的生活。当你突然得到了身外之物时，一定要保持平和的心态，不要因为极度开心就忘乎所以。在遇到灾难时，要学会尽快解脱，不要整天沉浸在悲痛之中。

挫折是人生成长的基石

成长其实就是不断战胜挫折的过程。经历过挫折的生命，便是那绚丽无比的彩虹。

城里的儿子回农村老家，发现自家玉米地里玉米长得很矮，地已干旱，可周围其他地里的苗已长得很高。当儿子买了化肥、挑起粪桶准备浇地时，却被父亲阻止了。父亲说，这叫控苗。玉米才发芽的时候，要旱上一段时间，让它深扎根，以后才能长得旺，才能抵御大风大雨。过了个把月，一个狂风骤雨的日子，儿子果然看到除了自家地里的玉米安然无恙外，别人都在地里扶刮倒了的玉米。

种玉米的故事，似乎亦告诉我们同样的人生道理：年轻时苦一点，受一点挫折，没关系，它只会让人多一点阅历，长一点见识，并因此而坚强起来。

在生活中，挫折是不可避免的。但是，只要我们正确地看待挫折，敢于面对挫折，在挫折面前无所畏惧，克服自身的缺点，在困难面前不低头，那么，顽强的精神力量就可以征服一切。不经历风雨，怎能见彩虹。的确，人生需要挫折。当遇到挫折时，你要明白：挫折中孕育着成功。

有一位穷困潦倒的年轻人，身上全部的钱加起来也不够买一件像样的西服。但他仍全心全意地坚持着自己心中的梦想——他想做演员，当电影明星。

好莱坞当时共有500家电影公司，他根据自己仔细划定的路线与排列好的名单顺序，带着为自己量身定做的剧本一一前去拜访。但第一遍拜访下来，500家电影公司没有一家愿意聘用他。

面对无情的拒绝，他没有灰心，从最后一家电影公司出来之后不久，他就又从第一家开始了他的第二轮拜访与自我推荐。

第二轮拜访也以失败而告终。第三轮的拜访结果仍与第二轮相同。

但这位年轻人没有放弃，不久后又咬牙开始了他的第四轮拜访。当拜访第350家电影公司时，这里的老板竟破天荒地答应让他留下剧本先看一看。他欣喜若狂。

几天后，他获得通知，请他前去详细商谈。就在这次商谈中，这家公司决定投资开拍这部电影，并请他担任自己所写剧本中的男主角。不久这部电影问世了，名叫《洛奇》。这个年轻人就是好莱坞著名演员史泰龙。

面对1850次的拒绝，所需要的勇气是我们难以想象的。但正是这种勇气，这种不轻言放弃的精神，这种对自己理想的执着追求，让故事中的年轻人的梦想得到了实现。我们在实现梦想的过程中，会不可避免地遭遇种种挫折，让我们用执着为自己导航，坚定地竖起乘风破浪的风帆，坚信终有一天成功的海岸线会在我们眼里出现。

挫折是一座大山，想看到大海就得爬过它；挫折是一片沙漠，想见到绿洲就得走出它；挫折还是一道海峡，想见到大陆就得游过它。

挫折是可怕的，但却是人生，是成长不可缺少的基石。

挫折是会给人带来伤害，但它还给我们带来成长的经验。被开水烫过的小孩子是绝不会再将稚嫩的小手伸进开水里的。即使再顽皮，他也会记得开水带来的伤痛。被刀子割破了手指的小孩子是绝不会再肆无忌惮地拿着刀子玩耍的，因为他知道刀子的危险。孩子们经历了挫折，但换来的是他们成长的经验。这不正是我们所说的"坏事变好事"吗？

有位名人说过："勇者视挫折为走向成功的阶梯，弱者视之为绊脚石。"上天之所以要制造这么多的挫折，就是为了让你在挫折中成长。当你战胜种种挫折，蓦然回首时，你就会惊喜地发现，你成熟了。

坚持到底，就会成功

往往，再多一点努力、耐心和坚持便能取得成功，先前做的种种努力、付出的艰辛，便不会白费。令人感到遗憾和悲哀的是，面对一而再、再而三的失败，多数人选择了放弃，没有再给自己一次机会。

乔治的父亲辛曾经是个拳击冠军。有一天，病榻中的父亲精神状况不错，对他讲了某次赛事的经过。在一次拳击冠军对抗赛中，父亲遇到了一位人高马大的对手。因为他的个子相当矮小，一直无法反击，反而被对方击倒，连牙齿也被打出血了。

休息时，教练鼓励他说："辛，别怕，你一定能挺到第12局！"

听了教练的鼓励，他也说："我不怕，我应付得过去！"

于是，在场上他跌倒了又爬起来，爬起来后又被打倒，虽然一直没有反攻的机会，但他却咬紧牙关支持到第12局。

第12局眼看要结束了，对方打得手都发颤了，他发现这是最好的反攻时机。于是，他倾全力给对手一个反击，只见对手应声倒下，而他则挺过来了，那也是他拳击生涯中的第一枚金牌。

说话间，父亲额上全是汗珠，他紧握着乔治的手，吃力地笑着："不要紧，有一点点痛，我应付得了。"

在人生的海洋中航行，不会永远都一帆风顺，难免会遇到狂风暴雨的袭击。在这种困境中，我们更须坚定信念，随时赋予自己生活的力量，告诉自己"我应付得了"。当我们有了这份坚定的信念，困难便会在不知不觉中慢慢远离，生活自然会回到风和日丽的宁静与幸福之中。唯有相信自己能克服一切困难的人，才能激发勇气，迎战人生的各种磨难，最后成就一番大业！记住，只要你有决心克服，就一定能走过人生的低谷。

卡耐基在被问及成功秘诀的时候说道："假使成功只有一个秘诀的话，那应该是坚持。"人生道路中的很多苦难和痛苦都是如此，只要熬过去了，挺住了，就没什么大不了的。

生活的意义，并不在于你是否在经受挫折和磨炼，也不在于要经受多少挫折和磨炼，而是在于忍耐和坚持不懈。只要坚持到底，就一定会成功，人生唯一的失败，就是当你选择放弃的时候。因此，当你处于困境的时候，你应该继续坚持下去，只要你所做的是对的，总有一天成功的大门将为你而开。

查德威尔是第一个成功横渡英吉利海峡的女性，她没有满足，决定从卡塔林岛游到加利福尼亚。

旅程十分艰苦，刺骨的海水冻得查德威尔嘴唇发紫。她快坚持不住了，可目的地还不知道有多远，连海岸线都看不到。越想越累，渐渐地她感到自己的四肢有千斤那么沉重，自己一点劲都使不上了，于是对陪伴她的船上工作人员说："我快不行了，拉我上船吧！"

"还有一海里就到了啊，再坚持一下吧。"

"我不信，那怎么连海岸线都看不到啊！快拉我上去！"看她那么坚持，工作人员就把她拉上去了。

快艇飞快地往前开去，不到一分钟，加利福尼亚海岸线就出现在眼前了，因为大雾，只能在半海里范围内看得见。

查德威尔后悔莫及，居然离横渡成功只差一海里！为什么不听别人的话，再坚持一下呢？

拿破仑曾经说过："达到目标有两个途径——势力与毅力。势力只有少数人所有，而毅力则属于那些坚韧不拔的人，它的力量会随着时间的推移而至无可抵抗。"往往，再多一点努力和坚持便能收获成功。无论我们处于什么样的困境，遭遇多大的痛苦，我们都应该激励自己：离成功我只差一海里，只要熬过去就是胜利！

勇敢能改变人生的境遇

相信，很多读者都对苏联著名作家高尔基所著的《海燕》一文有着深刻的印象：

在苍茫的大海上，狂风卷着乌云。在乌云和大海之间，海燕像黑色的闪电，在高傲地飞翔。一会儿翅膀碰着波浪，一会儿箭一般地直冲向乌云，它叫喊着——就在这鸟儿勇敢的叫喊声里，乌云听出了欢乐。海鸥在暴风雨来临之前呻吟着——呻吟着，它们在大海上飞窜，想把自己对暴风雨的恐惧，掩藏到大海深处。

海鸥还在呻吟着——它们这些海鸥啊，享受不了生活的战斗的欢乐，轰隆隆的雷声就把它们吓坏了。

蠢笨的企鹅，胆怯地把肥胖的身体躲藏在悬崖底下……

只有那高傲的海燕，勇敢地、自由自在地，在泛起白沫的大海上飞翔……

而人类，也有海燕、海鸥、企鹅等类型。有的人在困境的打击下，像海燕一样无所畏惧，积极地奋起抗争；有的人在困境的打击下，只会独自呻吟，丧失了一切勇气；有的人在困境的打击下，蜷缩在角落里，不敢去面对外面的一切……面对困境，是像海燕一样积极搏击，还是一味地"独自呻吟""蜷缩在角落里"，决定了你的人生境遇。

在一个美国家庭，有一个10岁的小女孩，一天母亲让她去向种植园主索要50美分。

园主放下自己的工作，看着那个小女孩敬而远之地站在那里，便问道：

"你有什么事情吗？"小女孩没有移动脚步，怯怯地回答说："我妈妈说想要50美分。"

园主怒气冲冲地说："我绝不给你！你快滚回家去吧，不然我用锁锁住你。"说完继续做自己的工作。

过了一会儿，他抬头看到小女孩仍然站在那儿不走，便掀起一块木板向她挥舞道："如果你再不滚开的话，我就用这木板教训你。好吧，趁现在我还……"话未说完，那小女孩突然像箭镞一样冲到他前面，毫不畏惧地扬起脸来，用尽全身气力向他大喊："我妈妈需要50美分！"

慢慢地，园主将木板放了下来，手伸向口袋里摸出50美分给了那个小女孩。她一把抓过钱去，像小鹿一样推门跑了。园主目瞪口呆地站在那儿回顾这奇怪的经历——一个小女孩竟然毫无惧色地面对自己，并且镇住了自己，在这之前，整个种植园里的人似乎连想都不敢想。

小女孩的勇敢让她最终得到了属于她妈妈的50美分。如果她也像海鸥一样，面对困难只会呻吟，那么她也会像种植园里的其他人那样，不敢忤逆园主，当然更不可能说提要钱的事了。所以不管遇到什么困难，我们都要做积极勇敢的海燕，不做呻吟的海鸥。

将自己逼上生命的巅峰

中国有句成语叫"背水一战"。它的意思是背靠江河作战，没有退路，我们常常用它来比喻决一死战。背水一战，其实就是把自己的后路斩断，以此将自己逼上"巅峰"。这个成语来源于《史记·淮阴侯列传》，这个典故对于处于困境中的人来说，至今仍有着启示意义。

韩信是汉王刘邦手下的大将，为了打败项羽，夺取天下，他为刘邦定计，先攻取了关中，然后东渡黄河，打败并俘虏了背叛刘邦、听命于项羽的魏王豹，接着韩信开始往东攻打赵国。

在攻打赵国时，韩信的部队要通过一道极狭的山口，叫井陉口。赵王手下的谋士李左车主张一面堵住井陉口，一面派兵抄小路切断汉军的辎重粮草，这样韩信少量的远征部队没有后援，就一定会败走。但大将陈余不听，仗着兵力优势，坚持要与汉军正面作战。韩信了解到这一情况，不免对战况有些担心，但他同时心生一计。他命令部队在离井陉30里的地方安营，到了半夜，让将士们吃些点心，告诉他们打了胜仗再吃饱饭。随后，他派出两千轻骑从小路隐蔽前进，要他们在赵军离开营地后迅速冲入赵军营地，换上汉军旗号；又派一万兵力故意背靠河水列阵来引诱赵军。

到了天明，韩信率军发动进攻，双方展开激战。不一会儿，汉军假意败回水边阵地，赵军全部离开营地，前来追击。这时，韩信命令主力部队出击，背水结阵的士兵因为没有退路，也回身猛扑敌军。赵军无法取胜，正要回营，忽然营中已插遍了汉军旗帜，于是四散奔逃。汉军乘胜追击，以少胜多，打了一个大胜仗。

在庆祝胜利的时候，将领们问韩信："兵法上说，列阵可以背靠山，前面可以临水泽，现在您让我们背靠水排阵，还说打败赵军再饱饱地吃一顿，我们当时不相信，然而最后竟然取胜了，这是一种什么策略呢？"

韩信笑着说："这也是兵法上有的，只是你们没有注意到罢了。兵法上不是说陷之死地而后生，置之亡地而后存吗？如果是有退路的地方，士兵都逃散了，怎么能让他们拼死一搏呢！"

所以在生活中，当我们遇到困难与绝境时，我们也应该如兵法中所说那样"置之死地而后生"，要有背水一战的勇气与决心，这样才能发挥自己最大的能力，将自己逼上生命的巅峰。在这种情况下，往往事情会出现极大的转机。

给自己一片没有退路的悬崖，把自己"逼"上巅峰，从某种意义上说，是给自己一个向生命高地冲锋的机会。如果我们想改变自己的现状，改变自己的命运，那么首先应该改变自己的心态。只要有背水一战的勇气与决心，我们一定能突破重重障碍，走出绝境。

所以我们要保持这样的心态，在使自己处于不断积极进取的状态时，就能形成自信、自爱、坚强等品质，这些品质可以让你拥有强大的力量。你若想改变自己的处境，那么就改变自己身心所处的状态，勇敢地向命运挑战。一旦你决心背水一战，拼死一搏，你便可以把你蕴藏的无限潜能充分发挥出来，让自己创造奇迹，做出令人瞩目的成绩，登上命运的巅峰。

懂得给自己积极的暗示

美国著名的企业家理查·狄维士曾经将毕生卓越的经营理念归结为"积极思考"，或称为"积极心态"。他认为："拥有积极向上的心态，是培养领导力、取得事业进展的关键；生活在当下的每一个人，都需要掌握积极思考的智慧。"

积极的心态可以用积极的思想、语言不断从内心深处进行自我暗示，从而使心理状态得到自我调整。积极的心态，换句话说就是这样一种心态：假想你是幸运者。

美国最受尊崇的心理学家威廉·詹姆斯就曾说过这样一句话："我们的时代成就了一个最伟大的发现——人类可以借着改变自己的态度，改变自己的人生！"

一次，美国总统罗斯福的家中被盗了。消息传出后，亲朋好友纷纷前来安慰他。但罗斯福似乎并没有把问题想得有多么严重，他反而劝慰亲朋说："对于我来说，这实在是一件值得庆幸的事。第一，他只偷去了我的财产，而没有要我的命；第二，他偷去的只是我的部分财产，而不是全部；第三，做贼的是他，而不是我。"

如果我们也能像罗斯福那样，从积极的角度进行自我暗示，那么沉重的悲剧也有可能完全转化为轻松的喜剧。

人活一世，会遇到许许多多的烦恼。懂得给自己积极暗示的人，相信自己是个幸运者的人，总在心中做一个更坏的假设来和事实对比，因而他们总是能看到更好的一面；而不懂得给自己积极暗示的人，总是沉浸在悲观的情绪里觉得今不如昔，烦恼也就会很多。

詹姆士·艾伦在《人的思想》一书中说："一个人会发现，当他改变对事物和其他人的看法时，事物和其他人对他来说就会发生改变。要是一个人把他的思想朝向光明，他就会很吃惊地发现，他的生活受到多大的影响。人不能吸引他们所要的，却可能吸引他们所有的……能改变气质的神性就存在于我们自己心里，也就是我们自己……一个人所能得到的，正是他们自己思想的直接结果……有了奋发向上的思想之后，一个人才能奋起、征服，并能有所成就。"

如此，也许不能直接改变客观事物本身，但却可以引导我们转换视角，改善个人的精神状态。以积极的态度对待不幸，不但可以将不幸造成的损失或带来的不良后果降到最低，甚至有可能影响事物发展的方向，改变自己的不利处境。

一个男士虽然一向健康良好，但也曾经出现过一次"身体危机"。某天晚上，他一如往常地工作至很晚，突然感到胸口不适，呼吸困难，幸亏抢救及时，做了心脏支架手术，才算康复。

就在这位男士情绪十分低落之时，他接到了表哥的电话，出乎他意料的是，表哥的第一句话便是："祝贺你！"

这位男士顿觉莫名其妙，随即感到有些怨愤。他心想："我这么倒霉，还有什么好祝贺的？真是不安好心。"

没想到表哥接着说："之所以祝贺你，第一是因为你这个病没有发生在出差途中，可以及时地送到医院；第二，梗死的只是很小的一段血管，不是重要部位；第三，这件事正好给你一个警告——要注意身体了！"

听完表哥的这段解释，这位男士豁然开朗。从此，他格外注意劳逸结合，饮食平衡；改掉了爱发脾气的毛病，学会了控制自己的情绪。几年以来，他的身体状况一直很好。没想到，"倒霉事"却变成了"好事"。

哈佛大学的詹姆斯教授指出，细如发丝的想法常常能在很大的程度上改变一个人的思维模式。无论是好的想法还是坏的想法，总能在头脑里留下它的痕迹。每个反复出现的想法总是试图强化一种思维习惯。所以，如果我们的脑子里充满了不怀好意的消极念头，那么良好的性情也就无从谈起了；而一个简单的"我是幸运者"的暗示却有可能从内心的积极变化开始，一点点转变我们所面对的现实问题。

要相信，我们很容易成为自己心目中所希望成为的那种人。不断地希望和追求那些更美好、更尊贵、更崇高的事物，那我们自然也会不断取得进步。头脑中的抱负总会在人生过程中得到展现，然而这种抱负取决于我们的认知水平。所以，要想有所改变，就应该给予自己积极的暗示，遇到事情先告诉自己"我是个幸运者"，然后，再按照所能达到的最好方向做出积极的努力。

凡事给自己积极的暗示，心中便是一片朗朗晴空。所谓境由心生，思维方式的差别，给人们带来的影响有时候会大不一样。当我们假想自己是幸运者时，我们便会期望机遇的降临，而为了能在机遇到来时把握它，我们便会为此做出不懈努力。就在这样的过程中，我们从一个假想的幸运者变成了真正的幸运儿。

第五章
看淡得失，生命
才活得更加充实

　　有副对联写得好："得失失得，何必患得患失；舍得得舍，不妨不舍不得。"想要得到之前，就要学会施舍。当你紧握双手，里面什么也没有；当你打开双手，世界就在你手中，懂得取舍，才能让我们在有限的生命里活得充实、饱满，得之坦然，失之淡然，淡定的人生从学会舍得开始。

握得越紧，失去越快

有人形容幸福是一把沙，握得越紧，失去得越快。为什么会这样呢？我们常常认为，幸福就是得到，得到一个人的心，得到大房子，得到很多钱，得到自己想要的一切。但我们希望得到，也更害怕失去。越在乎，就越怕失去，越怕失去，就越要尝试紧紧抓住。父母紧紧地抓住子女，生怕他们长大后远走高飞，心不在自己这里；女人紧紧抓住男人，生怕他移情别恋；男人紧紧看住女人，生怕她红杏出墙；有钱人紧紧抓住存折，害怕钱财不翼而飞。很多时候，我们守着人，守着财富，却没有一点幸福的感觉，甚至，怕什么来什么，越怕失去，幸福就越逃得快。

周末的早晨，妈妈正在厨房准备着早餐，4岁的儿子独自坐在客厅的地板上玩耍。这时，客厅里突然传来儿子的哭声。母亲放下锅就冲出来，发现儿子把手伸进了茶几上的花瓶里。花瓶上窄下阔，瓶口很小，儿子的手伸进去了却怎么也抽不出来了。妈妈很着急，她试着把儿子的小手往外拔，可她只要稍微一用力，孩子就哭着喊"痛"。实在没有办法了，为了儿子的手，就只剩一个办法了——将花瓶打碎。她知道，这个花瓶是一个古董，老公花了很多钱才买下的。但为了儿子的手，她还是忍痛将花瓶打碎了。

　　尽管损失了古董花瓶，但看到儿子的小手完好无损，妈妈也很安心。她检查了一下儿子的小手，发现孩子没受一点皮外伤，只是紧握拳头。她让儿子打开手掌，儿子却握得更紧了。是不是抽筋呢？妈妈再次惊慌失措了。

　　后来，妈妈才知道，原来儿子的手一点问题也没有，他不肯打开拳头，是因为他手心里紧握着一枚硬币。正是为了掏那枚硬币，儿子才将手卡在了花瓶的口内。儿子的手之所以拔不出来，不是因为花瓶口太窄．而是因为他不肯松开握紧的拳头。

　　小孩子宁可手拔不出来，急得哇哇大哭，也不肯放松拳头。这和非洲猎人抓猴子的故事十分类似。在非洲有一个地方有很多猴子，猎人为了抓到猴子就做了一个箱子，在箱子上开一个仅能伸进猴子手掌大小的洞，箱底放着猴子平素爱吃的食物。猴子看到食物后，就把手从小洞伸进箱子里去，但等猴子握住食物之后，它的手就拿不出来了，因为握着食物的拳头比伸开的手掌要大很多。当然，只要猴子扔掉食物就会把手拿出来，但贪心的猴子就是不肯丢掉食物，自然只能乖乖就擒了。

　　成人当然不会犯这么低级的错误。但并不证明成人就比孩子或猴子聪明多少。我们虽然不会为一枚硬币就把自己困住，但我们也不希望失去钱财和食物，于是，我们被现实的利益紧紧绑住、困住，你抓得越紧，困得就越久，就越逃不开。你害怕一松手，就会彻底失去，但你不张开手，你也一样不快乐。

　　我们紧紧抓住我们想要的东西，以为幸福就不会溜走，恰恰因为我们抓得太紧，倒把自己紧紧困住。如果你要抓住的幸福对象是一个人，非但抓不住他，他还会远远逃开；你抓得越紧，他逃得越快，逃得越远。因为抓得越紧，就越担心失去，恐惧只会加剧你的痛苦，又何谈幸福呢？更何况，你把幸福错误地放在了手心里，你的拳头握得越紧，容纳幸福的空间就越小，幸福当然也就越来越少了。

　　有人会问，如果我不幸失去了怎么办？其实，我们连一把沙子都抓不住，又怎么能抓住幸福呢？幸福像一只蝴蝶，张开手，蝴蝶立在你的掌间，在你掌间翩翩起舞，你要是紧紧抓住，你得到的只是一只死蝴蝶。不要害怕蝴蝶飞走，即使飞走，曾经的美好也会留在你的心间，也好过彻底死去。

很少有人在付出了很多后还愿意放下，正是由于放不下，便越抓越紧，抓住了钱，却失掉了享受；抓住了人，却失掉了自由。我们要明白，幸福不是你想抓住就能抓住的，你再不希望失去，也要学会放手。放手，幸福还可能在掌心，你紧紧握住，它反而会从你指尖溜走。请相信对方，也相信你自己，握紧拳头，里面什么也没有；张开双手，你就拥有了整个世界。

舍得是一种大智慧

当我们双手空空地来到人世的时候，上天偏让我们紧攥着手；当我们双手满满地离开人世的时候，上天偏让我们撒开手。其实，在活着的时候，我们就应该学着放手，放掉手里的苹果，你就会得到一棵苹果树。放掉一棵苹果树，你会得到一片果园。放掉一片果园，你就会得到满世界的阳光和雨露。

人总是想，得到的越多越好，失去的越少越好。得之则兴奋不已，舍之则懊恼难当。可是，人生就是这样，你想得到一样东西，便要舍弃另一样东西。正像人想快乐就必须舍弃痛苦一样。有人说，万一我把东西舍出去了，却得不到我想要的怎么办？舍得，舍得，虽然不是每次舍弃都能得到回报，但不舍，你就什么都得不到。而且，舍与得也并不是买卖关系，不是你花 10 块钱，便能买到 10 块钱的东西。舍与得在某种程度上说，是一种付出后的幸福感。

飞速行驶的列车上，一位老人不小心将刚买的新鞋从窗口掉下去一只，周围的旅客无不为之惋惜，不料老人毅然把剩下的一只也扔了下去。众人大惑不解，老人却从容一笑："鞋无论多么昂贵，剩下一只对我来说就没有什么意义了。把它扔下去，就可能让拾到的人得到一双新鞋，说不定他还能穿呢。”

　　真正富有的人，是懂得舍弃的人。每个人无论贫富，吃穿所用的钱都是有限的，财富锁在箱子里，实际上，它既不属于你，也不属于任何人，如果你张开手，打开箱子，这些财富不但不会失去，反而会因为它变得有价值而不断地增值，让你成为更富有的人。

　　美国的石油大亨默尔曾因心力衰竭住进急救中心，病愈出院后，他卖掉了价值几十亿美元的公司，并将所得全部捐给了慈善和卫生事业，自己则移居到乡下颐养天年。

　　有一位记者问他：“默尔先生，您当初为什么要卖掉自己的公司呢？”默尔指着刻在医院大厅里美国好莱坞影星利奥·罗斯顿的一句遗言说：“是利奥·罗斯顿提醒了我。他说，‘你身体很庞大，但你的生命需要的仅仅是一颗心。’”利奥·罗斯顿的心力衰竭源于肥胖。临终前，他留下了这句遗言，警告世人，多余的财富就像肥胖一样，对人没有一点用处，反而会成为致命的负担。

　　是的，多余的脂肪会使我们的脏器负担过重而生病，多余的财富会消耗我们太多的精力去打理，多余的追逐会增加生命的负担。因此，人要活得轻松、快乐、健康，就要学会舍弃生命中的多余。舍得是一种审时度势的大智慧，两利相权取其重，两害相权取其轻。从这个意义上来说，“舍”本身其实就是“得”。古人说：“退一步海阔天空。”善于舍弃，主动向后退一步，反而会获得更多的利益，拥有更加广阔的发展空间。

　　有一天，几个学生建议苏格拉底到集市上逛一逛，“集市上的东西可真丰富啊，想要什么有什么，都是些新鲜玩意儿。如果您去了，一定会满载而归的。”

苏格拉底接受了学生们的建议。等他从集市上回来，学生们围住他，七嘴八舌地问他有什么收获。苏格拉底说："此行我有一个非常大的收获，那就是，我发现，这个世界上原来有那么多我不需要的东西。"他继续说："人如果为奢侈的生活而奔波的时候，幸福其实已经离他很远了。"

我们之所以举步维艰，是因为背负太重，之所以背负太重，是因为还不会舍弃。有位诗人曾说过："要想采一束清新的鲜花，就得放弃城市的舒适；要想做一名登山健儿，就得放弃白嫩的肤色；要想穿越沙漠，就得放弃咖啡和可乐；要想拥有永远的掌声，就得放弃眼前的虚荣。"鱼和熊掌不可兼得，当你决定了自己选择什么，放弃什么以后，便不要后悔，不要瞻前顾后。也许放弃在当时是痛苦的，但既然决定了放手，不管结局如何，我们都要学会坦然面对，轻松上路。

把握好舍与得的尺度

就像做买卖一样，要获得利润，就要付出成本。同样，要获得幸福，就要付出努力。人不可能永远只是获得，而从不失去，人生就是一个不断"获得"，又不断"失去"的过程，只有把握好舍与得的尺度，我们才能享受真正的幸福生活。所以，在拥有幸福之前，我们要学会的第一件事，就是放下。

俄罗斯作家托尔斯泰写过一则短篇故事：

有个农夫，每天早出晚归地耕种一小片贫瘠的土地，但收成很少。一位天使可怜农夫的境遇，就对农夫说，只要他能不断往前跑，他跑过的所有地方，不管多大，那些土地就全部归他。

于是，农夫兴奋地向前跑，一直跑，一直不停地跑！跑累了，想停下来休息，然而，一想到家里的妻子和儿女，需要更大的土地种出更多的粮食来养活他们，于是，他拼命地继续往前跑！农夫跑得上气不接下气，实在跑不动了。可是，他刚想停下来，马上又想到，将来年纪大了，自己和老伴需要更多的钱来颐养天年。于是，他强打精神，不顾已经摇晃眩晕的身体，向前跑！结果，他终因体力不支，"咚"地倒在地上，死了！

人活在世上，为了自己、为了子女、为了有更好的生活，必须不断地"往前跑"、不断地拼命赚钱，但同时，我们也必须保持清醒，如果为了钱连命都搭进去了，便等于一无所有！其实人生在世，很多美好的东西并不是我们无缘得到，而是我们的期望太高，往往在刚要接近一个目标时，又会突然转向另一个更高的目标。

迈克小的时候，有一次和祖父到树林里去捕野鸡。捕野鸡使用的是祖父设计的一种捕鸟器。祖父随身带来一只木箱，他先用木棍支起木箱，又在木棍上系上一根绳子。祖父让迈克拉住绳子的另一头，到树丛里藏好。他则在野鸡经常出没的路上撒上玉米粒，一直撒到箱子下面为止。野鸡发现玉米粒之后，就会一路啄食，最终进入箱子。而迈克的工作就是待野鸡走进箱子下面之后，拉动绳子，野鸡就会被扣在箱子里无路可逃。祖父说，记住，看到野鸡走进去就马上拉下绳子哦。说完，就去别处忙了，留下迈克一个人看着捕鸟器。

迈克藏起不久，就飞来了一群野鸡，迈克数了一下，共有9只，它们看到玉米粒，便全部都落下来啄食。不一会儿就有6只走到箱子下面。迈克刚要拉绳子，突然念头一闪，再等等，等另外3只也走进去再拉也不迟。哪成想，那3只不但没有走进去，反倒走出来3只。迈克有些后悔，但他又不甘心，他想，等再有1只走进去就拉绳子。可就在他思索的一瞬间，又有2只走了出来。如果这时拉绳，还能套住1只。但迈克很不甘心，心想，总该有1只要回去吧。不过，令迈克后悔不已的是，连最后那1只也走出来了。

那天，迈克一只野鸡也没有捕到。不过，他得到了一个令自己终身受益的道理：贪婪不仅不会让人得到更多，甚至使原本可以得到的也一同失去。

人人都渴望得到金钱、事业、爱情、美貌、幸福……但得到的越多，人就越不快乐。这是因为我们没有学会在得与舍之间做好平衡。有得，便会有失，有失也会有得，从来没有只得不失的情况存在。可是，很多人不管得到多少，却永远只为自己失去的那一点感到难过，感到不甘心。人不要贪心，该是你的，终究是你的；不该是你的，绝不要生一丝贪念。贪婪只会让我们的心越来越丑陋，让我们的面目越来越狰狞，绝不会给我们一星半点的幸福。

村里住着一位老人。每天早上，老人都会挑着水桶去村头的水井挑水。山路两边开着一丛一丛的野花。老人的水桶用得年头太久了，有一只桶底已经烂了一个小洞。遇到这种情况，只需找到铁匠将桶底补上就好了。但老人却每天挑着破水桶优哉游哉地来往挑水，毫不介意水桶里的水白白流掉许多。一个年轻人见了，就提醒说："大爷，你的水桶漏了，你挑一担水不容易，白白流掉那么多，多可惜，赶紧修一下吧。"

老人呵呵一笑，说："哪能白白流掉呢？你看，我水桶流掉的水不正好落在这些花花草草上吗？你看，它们长得多好，开得多好看呀！我天天都要走这条路，有这些花草陪着我，不是一件很开心的事吗？"

年轻人只看到老人的损失，而老人看到的却是自己的得。在老人看来，他失去的不过是一些水，得到的乐趣却是无穷的。幸福不在别处，就在你的心里，可是很多的幸福可能经不起一滴水的敲打，一滴水的流失就可能令他们不开心。

一个从来不愿意付出的人，却指望自己荒芜的心灵开满鲜花，无异于痴心妄想。我们如果希望自己的人生少一些痛苦、多一些快乐，就要学会正确地看待得失，坦然地面对得失。

放弃是为了更好地得到

在适当的时候，必要的舍弃是为了更好地得到。当我们发现自己所走的是一条并不幸福的道路时，与其苦苦挣扎，不如勇敢地选择放弃。没有果敢的放弃，就没有辉煌的选择。

放弃，对每一个人来说，是一个痛苦的过程，因为放弃意味着将不再拥有，但不学会放弃，同样会让我们一无所有。如果你既希望得到成功，又不希望放弃娱乐，在两者兼顾的情况下，你只能做个平庸者。学会放弃自己的弱项，选择自己的强项，放弃次要的，得到主要的，只有这样，我们才能拥有成功的人生。

在美国西部的一个农场，有一个伐木工人叫刘易斯。一天，他独自到森林里去伐木。没想到，一棵大树被他用电锯锯断倒下时，又被对面的大树弹了回来，他躲闪不及，右腿被树干死死压住，顿时血流不止，疼痛难忍。他知道，森林方圆几十里没有村庄，几天都见不到一个人影，指望在自己的血液流干之前有人来救他的希望等于零。所以，他不能等待，只能自救。他摸到斧子，开始砍树，可是没砍几下，斧柄就断了，斧头飞了出去，落在很远的地方。好在他又摸到了电锯，但很快他就发现，大树是竖着倒下的，不但锯不断树干，树干还会把锯条死死夹住，根本无法使用电锯。绝望之际，他头脑中突然产生了一个令他自己都觉得疯狂的想法，那就是不锯树而是把自己被压住的大腿锯掉。虽然这样会令他失去一条腿，而且疼痛的恐惧会让他很难下得去手，但这是唯一可以保住自己性命的办法！很难想象，这个男人居然真的拿起电锯锯向了自己被压着的大腿……他终于摆脱了大树，虽然失去了腿，虽然伤口在不停地流血，但他却成功地保住了自己的生命。

在腿和生命之间选择，刘易斯选择放弃腿。缺了一条腿，他还拥有生命，拥有生命，便是拥有一切。可是，像刘易斯这样的聪明人并不多。有一句话叫"鸟为食亡，人为财死"，很多人搞不清生命和财富之间孰重孰轻，该舍的不舍，结果连自己的性命都一块搭了进去。这样的事情，在我们的生活中，每天都会上演。贪官的贪污受贿，商人的违法经营，劫匪的以身试法……

有个家族一行几十人在前往加州的路上被大雪阻隔，受困在关口里。40 天后，有一半人陆续死于饥饿和寒冷，以及由此导致的疾病。直到所有的食物都用尽之后，终于有两个人决定出去求援。几天后，他们徒步到达了一个村庄，并带回一个救援队。

读到这里，你可能会觉得奇怪，既然这么容易就能走出风雪，找到救援，他们为什么不一开始就出去寻找救援呢？原因再简单不过，他们不愿意放弃身边的财产。他们曾试图将马车和财产拖出关口，但都因为路上的雪太深，寸步难行而作罢。他们都不肯放弃这些财产，而是留了下来，结果有一半人因此付出宝贵的生命。这是一种多么愚蠢的行为。

大多数人都舍不得放弃到手的东西，结果失去了更为重要的东西。许多人因为舍不得自己一毕业就找到的但自己并不喜欢的工作，而失去了更多发挥自己才能的机会。

据调查，有28％的成功者都是因为找到了自己最擅长的职业，才把自己的优势发挥到淋漓尽致的程度。相反，有72％的平庸者因为不知道自己的"对口职业"，不甘心却又不得不做着自己不喜欢的工作，又不肯换个地方"打井"，所以，他们只能又痛苦又平凡地过完一生。放弃，也是人生的一道风景。及时为人生掉个头，你会欣赏到另一种精彩绮丽的美景。

得之淡然，失之坦然

人生得到的愈多，生命的负担便愈沉重。而我们总要等到真正失去或不得不放弃一些东西时，才会发现，自己真正需要的东西其实并不多。有些东西，有或者没有，并不能给我们的人生造成实质性的影响。有，是锦上添花，没有，也无损于你，得之淡然，失之坦然。

马寅初先生有一句名言："得意淡然，失意坦然"，所谓得意淡然，就是指在得到晋升、财富、名誉这些身外之物之时，要看淡，不要扬扬得意，忘乎所以。所谓失意坦然，是指在学业、事业、婚姻、家庭、生活等方面遇到挫折时，不怨天尤人，不自暴自弃，能够从逆境中奋起，勇于拼搏，从头再来。

人生总是有得必有失。比如，财富可以给人带来享受，但也可以给我们带来烦恼。关键要在得与失之间做好平衡。

在纽约市的中心公园里，长椅上每天都坐着一位衣衫褴褛的流浪汉。他每天都出神地看着公园对面的一栋别墅。终于有一天，住在别墅里的富翁来到他面前，好奇地问道："你为什么每天都坐在这里盯着我的房子看呢？"

流浪汉回答说："是这样的，我每天晚上都要睡在这张长椅上，不过，我每天晚上做梦都梦到住进了你的别墅里。"富翁童心大发，说："你的梦想今晚就可以成真了。你现在就可以到我的别墅里住上一个月。"流浪汉非常高兴地跟着富翁来到了别墅里。谁知第二天，富翁从别墅的窗口看到了那个流浪汉又坐在了公园的长椅上。富翁十分不解，来到公园里问他："住在别墅里不是你的梦想吗？你为什么又搬出来了呢？"

流浪汉说："先生，我十分感谢您为我做的一切。但是，当我睡在椅子上梦到睡在别墅里时，那种滋味妙不可言，可是当我真的睡到别墅里时，却梦见我又回到了冷冰冰的椅子上，这大大影响了我的睡眠。"

初读这个故事，我们都会觉得这个流浪汉既可怜又可笑。其实，这个流浪汉就是我们人生的写照。不过，可喜的是，这个流浪汉很清楚地知道，幸福只是一种内心的感受，所以，当他发现自己睡在别墅里却梦见自己睡在冷冰冰的长椅上时，为了不影响自己的睡眠质量，他果断地回到了公园里。

其实，不管是哪一种生活，都有得有失。我们必须明白，人生得失无常，对已经得到的，要懂得珍惜，但不必得意；对已经失去的，不必痛苦，也不必失意。淡定的人失去的多，但得到的更多，患得患失，是最愚蠢的行为。患得患失的人，就像夏天抱着冰块，冬天抱着火炉，看似拥有，其实，他永远在害怕失去的痛苦中煎熬。

从前有个国王，非常喜欢打猎。有一次，他在打猎时不小心被老虎咬掉了一截小指。国王因此不开心了好一段日子。身边的一位大臣劝解道："陛下，您少了一截小指，总比丢了性命强多了，想开一些，这些都是上天最好的安排。"

国王听了，气不打一处来，心想，你这不是明摆着说风凉话吗？

于是，他气哼哼地问："假如我将你关进大牢，你也认为这是上天最好的安排吗？"

"当然。"大臣很淡定地回答说。

"来人，把这个无礼的奴才给我关进大牢里去！"

侍卫立即把这个不知好歹的大臣抓起来，关进了大牢？

过了几天，伤势已经痊愈的国王又到森林中打猎。不料，竟被一个原始部落活捉了去，还被五花大绑架到了一口大锅前。原来，这个部落每逢满月都要下山寻找一个人，作为祭祀神灵的祭品，部落首领下令把国王的衣服全部脱光。

正当国王绝望地等死时，却听到部落首领说："这个人缺了一截小指，不能作为神的祭品。"意外脱险的国王飞马回宫，第一件事就是亲自来到大牢释放那位大臣，并在宫中设宴款待这位大臣。

"你说的果然没错，这一切都是上天最好的安排，要不是断掉一小截手指，我现在连命都没有了！"不过，国王马上又想到了另一件事："你本来并没有犯什么错，却被我无缘无故地关了好几天，难道这也是上天最好的安排吗？"

"当然。"大臣回答说："如果不是陛下把我关进了大牢，这次我一定会陪您去打猎，那么，被当作祭品的人一定就是我了。所以我要向陛下敬一杯酒，感谢您把我关进了大牢，救了我一命呀！"

俗话说，"塞翁失马，焉知非福"，更有一位哲人说："如果把人一生中的获得和失去相加，得到的结果必然为零。也就是说，人从来到这个世界到离开这个世界，失去了多少，必然也就得到了多少。"

大部分人都能以坦然的心态面对"得"，却不能坦然地面对"失"。似乎得到自己想要的东西是天经地义的，一旦失去，就会感到难以接受。其实，人生的很多得，都可能源于我们某一次的"失"。因为那一天我错过了火车，我却邂逅了你；因为那一天我失去了工作，我不得不重新敲开了另一扇人生的门。月有阴晴圆缺，人有旦夕祸福，人生在世，总是有得有失。既然得失难测，祸福无常，何不豁达洒脱一些呢？得之淡然，失之坦然。

当你打开双手，世界就在你手中

我们要懂得放弃。放弃是需要勇气的，放弃有时是为了换取更大的空间。其实我们的一生就是一个不停放弃的过程，所以要学会放弃，优雅地转身。

一个在大山里割草的孩子被毒蛇咬伤了脚，而医院在远处的小镇上。面对这种情况孩子毫不犹豫地用镰刀割下了被咬的肉保住了自己的生命。

的确，在现实的生活中有很多智慧都蕴含在人们的取舍之间。把握好取舍之间的度，看似是没有了生路，却能够柳暗花明、绝处逢生。有很多人看似素质很高，却因为难以舍弃眼前的蝇头小利而忽视了更长远的目标。成功者并不比失败者多具备什么能力，有时候仅仅在于抓住了一两次被他人忽视了的机遇。而机遇的获取，关键在于你在人生的道路上进行果断的取与舍。勇于放弃的人精明，善于放弃的人高明，乐于放弃的人聪明。

有人说："当你紧握双手，里面什么也没有；当你打开双手时，世界就在你的双手中。"很多时候，我们都应该懂得舍弃。当你紧握着双手，肯定是什么也没有，当你打开双手，至少你还有希望。一时的舍弃是为了更好地拥有，舍弃是一种气度，是一种升华，是一种境界，更是一种美丽。所以，我们要学会舍弃，学会放弃，但同时也要记得珍惜。

放弃绝不意味着失去，放弃是为了另一种获得。

"二战"的硝烟刚刚散尽时，以美、英、法为首的战胜国首脑们几经磋商，决定在美国纽约成立一个协调处理世界事务的联合国。当一切准备就绪之后，大家才发现，这个全球至高无上、最权威的世界性组织。竟没有自己的立足之地。

刚刚成立的联合国机构还身无分文，买不起一块像样的地皮。况且刚刚经历了"二战"的浩劫，各国的国库都很紧张，许多国家财政赤字居高不下，在寸土寸金的纽约筹资买下一块地皮并不是一件容易的事情。联合国对此一筹莫展。

听到这一消息后，美国著名的家族财团洛克菲勒家族经商议，果断出资 870 万美元在纽约买下一块地皮，将这块地皮无条件地赠给这个刚刚挂牌的国际性组织——联合国。同时，洛克菲勒家族亦将毗连这块地皮的大面积地皮全部买下。

对洛克菲勒家族的这一出人意料之举，当时许多美国大财团都吃惊不已。870 万美元，对于战后经济困难的美国和其他国家来说，都是一笔不小的数目，而洛克菲勒家族却将它慷慨赠出，并且什么条件也没有。这个消息传出后，美国许多财团主和地产商都纷纷嘲笑说："真是愚蠢至极！"并断言："这样经营，不出十年，著名的洛克菲勒家族财团便会沦落为著名的洛克菲勒家族贫民集团！"

出人意料的是，联合国大楼刚刚竣工，毗邻它的地价便立刻飙升起来，相当于捐赠款的数百倍的巨额财富源源不断地涌进了洛克菲勒家族财团。这种结局，令那些曾经讥讽和嘲笑过洛克菲勒家族捐赠之举的财团主和地产商们目瞪口呆。

洛克菲勒家族的这一举动正是"先舍后得"的例子。如果洛克菲勒家族没有做出"舍"的举动，没有勇于牺牲和放弃眼前的利益，就不可能有随后"得"的结果。"放弃"和"得到"永远是辩证统一的。然而，现实中许多人却执着于"得"，往往忘记了"舍"，"舍"才是一种至高的人生境界。要知道，什么都想得到的人，最终可能会为物所累，导致一无所得。

记住恩惠，遗忘怨恨

人生的路崎岖而又漫长，有太多的烦恼和忧伤。如果把什么成败得失、功名利禄、恩恩怨怨、是是非非等都牢记心中，让那些伤心和烦恼的事萦绕于脑际，就等于背上了沉重的包袱、戴上了无形的枷锁，就会活得很苦很累。如果你想永远开心，那么，请你经常换一下心情——学会遗忘，以真实的快乐去对待每一天。

阿拉伯有三个著名作家，一个叫阿里，另外两个叫吉伯、马沙。有一次，他们三人结伴外出旅游，行至一座名山时，马沙失足滑落，幸而吉伯舍生忘死地救他，才把马沙从死神手里夺了回来。马沙就在附近的一块石头上刻下："某年某月某日，吉伯救了马沙一命。"

三人继续旅行，又走了几天，来到一条河边。不知为了什么，阿里与马沙吵起架来，两个人吵得面红耳赤，越吵越凶，各不相让。阿里一气之下，打了马沙一个耳光。马沙非常生气，就在沙滩上写下："某年某月某日，阿里打了马沙一个耳光。"

当他们旅游归来时，阿里已找不到马沙在沙滩上写的字，可是马沙刻在石头上的字却依然清晰。阿里问马沙："为什么将吉伯救你的事刻在石头上？为什么把我打你耳光的事写在沙滩上？"

马沙微笑着回答："我永远都感激吉伯的救命之恩，至于你打了我的事，随着沙滩上字迹的消失，我已忘得一干二净了。"

这个故事告诉我们一个道理：记住别人对我们的恩惠，遗忘我们对别人的怨恨，人生的旅程才能晴空万里。

人活一世，有些东西是必须抛弃的，不管经历怎样的风雨和疼痛，人生总是要向前看的。有些记忆是不适合再带着上路的，它只会让你活得更加痛苦，增加更多心理负担。所以，要学会遗忘，学会让自己轻装上阵。

一天，老和尚携小和尚游方，途遇一条河，见一女子正想过河，却又不敢过。老和尚便主动背该女子蹚过了河，然后放下女子，与小和尚继续赶路。

小和尚不禁一路嘀咕："师父怎么了，竟敢背一女子过河？"一路走，一路想，最后终于忍不住了，说："师父，你犯戒了。怎么背了女人？"老和尚叹道："我早已放下，你却还放不下！"

老和尚的话充满禅意，仔细想想，也是人生的道理。人的一生像是一次长途跋涉，我们不停地行走，沿途会看到各种各样的风景，历经许许多多的坎坷。如果把走过去、看过去的都牢记心上，就会给自己增加很多额外的负担，阅历越丰富，压力就越大，还不如一路走来一路忘记，永远保持轻装上阵。

过去的已经过去了，时光不可能倒流，对那些不如意，除了记取经验教训以外，大可不必耿耿于怀。

岁月会自然流逝，记忆会自然消退，在岁月面前，人既渺小也卑微，因此，人生之中，没有什么过不去的坎。学会遗忘，有选择地遗忘，漫长的人生将更洒脱，人生的旅程也能多几道亮丽的风景。

遗忘，对痛苦是一种解脱，对疲惫是一种宽慰，对自我是一种升华。如果一个人总是不能忘记任何事情，将是十分痛苦的。人活在世上，往往是难以将事情看穿的。如果你想把事情看轻、看薄、看淡，就要学会遗忘、善于遗忘，否则，拘泥于一得一失，则身不能安，茶饭不思，身心疲惫，活得沉重而艰难。

学会遗忘，用理智过滤掉自己思想上的杂质，保留真诚的情感，它会教你陶冶情操。只有善于遗忘，才能更好地保留人生最美好的回忆。"如烟往事俱忘却，心底无私天地宽"。要学会遗忘，就要胸怀大志，宽容处世，从追求名利得失、个人利益中解脱出来，把任何事情都看轻一点、看淡一点，把一些不该记住的东西及时遗忘，只留下温馨和美好，才能把愉快的心境、充沛的精力和长久的健康留给自己，使生命之树常青。

遗忘是一种心灵的释放，让思想不被禁锢在记忆的牢笼中。在人生的旅途中，如果我们善于遗忘，把不该记忆的东西统统忘掉，那就会给我们带来心情的愉悦、精神的轻松和内心的强大。

第六章
勤奋刻苦，心里永葆奋斗的激情

　　伟大的成功和辛勤的劳动是成正比的，有一分劳动就有一分收获，日积月累，从少到多，奇迹就可以创造出来。从黑暗中走出来的人往往有着顽强的生存意识、果敢的斗志、不屈的傲骨和出众的天赋。他们必将在某个有价值的领域脱颖而出。请相信命运的公平吧！一个人只要知道自己要到哪里去，那么全世界都会给他让路。

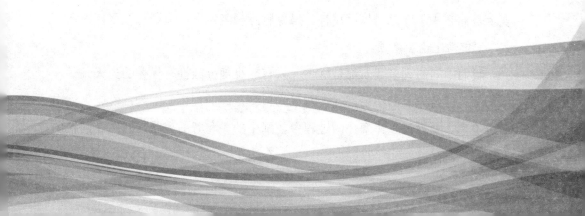

幸福是由血汗造就的

没有人注定不幸，你绝对不比其他人更不幸。不要因为没有鞋子而哭泣，看看那些没有脚的人吧！绝对不要把自己想象成最不幸的人，否则，你就真正成了最不幸的人。

据说，世界上只有两种动物能达到金字塔顶：一种是老鹰，还有一种就是蜗牛。

老鹰和蜗牛，它们是如此不同：鹰矫健凶狠，蜗牛弱小迟钝。鹰性情残忍，捕食猎物甚至吃掉同类从不迟疑。蜗牛善良，从不伤害任何生命。鹰有一对飞翔的翅膀，而蜗牛背着一个厚重的壳。它们从出生就注定了一个在天空翱翔，一个在地上爬行，是完全不同的动物，唯一相同的是它们都能到达金字塔顶。

鹰能到达金字塔顶，归功于它有一双善飞的翅膀。也因为这双翅膀，鹰成为最凶猛、生命力最强的动物之一。与鹰不同，蜗牛能到达金字塔顶，主观上是靠它永不停息的执着精神。虽然爬行极其缓慢，但是每天坚持不懈，蜗牛总能登上金字塔顶。

我们中间的大多数人都是蜗牛，只有一小部分能拥有优秀的先天条件，成为鹰。但是先天的不足，并不能成为自暴自弃的理由。因为，没有人注定命中不幸。要知道，在攀登的过程中，蜗牛的壳和鹰的翅膀，起的是同样的作用。可惜，生活中，大多数人，只羡慕鹰的翅膀，很少在意蜗牛的壳。所以，我们处于社会下层时，无须心情浮躁，更不应该抱怨颓废，而应该静下心来，学习蜗牛，每天进步一点点，总有一天，你也能登上成功的"金字塔"。

高尔基早年生活十分艰难，3岁丧父，母亲早早改嫁。在外祖父家，他遭受了很大的折磨。外祖父是一个贪婪、残暴的老头儿。他把对女婿的仇恨统统发泄到高尔基身上，动不动就责骂毒打他。更可恶的是，他那两个舅舅经常变着法儿侮辱这个幼小的外甥，使高尔基过早地体会了人间的痛苦和丑恶。只有慈爱的外祖母是高尔基唯一的保护人，她真诚地爱着这个可怜的小外孙，每当他遭到毒打时，外祖母总是搂着他一起流泪。

高尔基在《童年》中叙述了他苦难的童年生活。在19岁那年，高尔基突然得到一个消息：他最为慈爱的、唯一的亲人外祖母，在乞讨时跌断了双腿，因无钱医治，伤口长满了蛆虫，最后惨死在荒郊野外。

高尔基这个悲伤到极点的青年，从市场上买了一支旧手枪，对着自己的胸膛开了一枪。但是，他还是被医生救活了。后来，他战胜了各种各样的磨难，终于成为世界著名的大文豪。

你要明白，没有人命定不幸。你的困难、挫折、失败，其他人同样可能遇到，而其他人遇到的更大的困难、挫折、失败，你却没有遇到，你绝对不比其他人更不幸。要知道，没有什么困难能够打垮你，唯一能够打垮你的就是你自己，那就是你把自己看作是最不幸的。

许多人常常把自己看作是最不幸的、最苦的，实际上许多人比你的苦难还要大，还要苦。大小苦难都是生活所必须经历的。苦难再大也不能丧失生活的信心、勇气。与许多伟大的人物所遭受的苦难相比，我们个人所遭到的困难又算得了什么。名人之所以成为名人，大都是由于他们在人生的道路上能够承受住一般人所无法承受的种种磨难。他们面对事业上的不顺、情场上的失意、身体上的疾病、家庭生活中的困苦与不幸，以及各种心怀恶意的小人的诽谤与陷害，没有沮丧，没有退缩，而是咬紧牙关，擦净那饱受创伤的心所流出的殷红的鲜血和悲愤的泪水，奋力抗争，不懈拼搏，用自己惊人的毅力和不屈的奋斗精神，为人类的文明和社会的进步做出了卓越的贡献，从而成为风靡世界的名人。

心理学家说，人生需要的不是抱怨、自怜，而是扎扎实实、艰苦地奋斗。人是为幸福而活着的，为了幸福，苦难是完全可以接受的。

人生的苦难与幸福是分不开的。人类的幸福是人类通过长期不懈的努力而逐步获得的，其中要经历各种苦难。正像人们常讲的，幸福是由血汗造就的。有些人太单纯、太简单了，他们只要幸福而不要苦难。切记，拒绝苦难的人，就不可能拥有幸福。

保持奋发向上的劲头

不论你的出身如何，不论别人是否看得起你，首先你要自己看得起自己。只有相信自己的价值，才能保持奋发向上的劲头。要知道，上帝没有偏见，从不会轻看卑微，你所做的一切他都看在眼里。

人类有一样东西是不能选择的，那就是每个人的出身。在现实生活中，我们常常遇到这样一群人，他们以自己穷困的出身来判定自己未来的生活道路，他们因自己角色的卑微而用微弱的声音与世界对话，他们总是因暂时的生活窘迫而放弃儿时的梦想，他们还因为自己的其貌不扬而低下了充满智慧的头颅。

难道一个人出身卑微注定就会永远卑微下去吗？难道命运不是掌握在自己手中吗？实际上，即便一个人的身份卑微，上帝也不会轻看他，上帝偏爱的不是身份高贵的人，而是努力奋斗的人！所以，如果你出身卑微，那么努力奋斗吧，上帝一定会垂青你！

韩国贫民总统卢武铉 1946 年出生于韩国金海市郊的一个小村庄。卢武铉的父母都是农民，靠种植庄稼和桃子为生。他的故乡十分偏远贫穷，连村里人都说"即使乌鸦飞来这里，也会因没有食物而哭着飞出去"。

卢武铉曾经说过："在韩国政坛，如果你没有钱，或者没有势力，很难当上总统候选人，更别提获胜了，然而我，这两样都没有。"有人说，卢武铉的政治经历与美国前总统林肯十分相似，对此，卢武铉也有同感。林肯是美国200多年历史上为数不多的贫民总统，他上任伊始就遇到美国南北冲突；而韩国的这位贫民总统卢武铉，则遇上了朝鲜核危机。

1968年，卢武铉进入韩国陆军服兵役，34个月后退役返乡。卢武铉知道自己学识不够，也知道家中没有钱供他读书，于是他开始自学法律。勤奋刻苦的他于1975年4月通过韩国第17届司法考试，由此开始了自己的律师生涯。

在卢武铉的律师生涯中，他始终为社会的公正而奋斗。1981年，卢武铉勇敢地站出来，为12名被政府指控为"私藏禁书"的大学生辩护。因为此事，卢武铉有了些名气，被一些媒体称为"人权律师"。6年后，卢武铉又因支持"非法罢工"而遭逮捕，并且被剥夺了6个月的律师权。但牢狱之苦激起了卢武铉通过从政实现自己政治抱负的信念。

1988年，卢武铉步入政坛，当选为国会议员。自1992年起，卢武铉3次放弃了自己在首尔的优势选区，赴釜山进行议员和市长的竞选，结果接连3次饮恨釜山。一批选民被卢武铉的精神感动，自发成立了一个叫"爱卢会"的组织。该组织在民间迅速扩展，以至韩国上下掀起了一股支持卢武铉的热潮，被舆论称为"卢旋风"。凭借这股"卢旋风"，卢武铉顺利当选了议员和市长，之后又登上了总统宝座。

所以，一个人不能选择自己的出身，但可以选择自己的出路。只要踏上正确的人生之路，并能义无反顾地勇往直前，就一定能创建一番辉煌的业绩。

多年前的一个傍晚，一位叫皮埃尔的青年移民，站在河边发呆。这天是他 30 岁生日。但他不知道自己是否还有活下去的必要。

因为皮埃尔从小在福利院里长大，长相丑陋，身材也非常矮小，讲话又带着浓厚的法国乡下口音，因此他一直很瞧不起自己，认为自己是一个既丑又笨的乡巴佬，连最普通的工作都不敢去应聘，他没有家，也没有工作。

就在皮埃尔徘徊于生死之间的时候，与他一起在福利院长大的好朋友亨利兴冲冲地跑过来对他说：“皮埃尔，告诉你一个好消息！”

皮埃尔一脸悲戚地说：“好消息从来就不属于我。”

“你听我说，我刚刚从收音机里听到一则消息，拿破仑曾经丢失了一个孙子。播音员描述的相貌特征，与你丝毫不差！”

“真的吗，我竟然是拿破仑的孙子？”皮埃尔一下子精神大振。想到自己的爷爷曾经以矮小的身材指挥着千军万马，用带着科西嘉口音的法语发出威严的军令，他顿时感到自己矮小的身材同样充满力量，讲话时的法国口音也带着几分威严和高贵。

第二天一大早，皮埃尔便满怀自信地来到一家大公司应聘。结果，他竟然一应即聘。

10 年后，已成为这家大公司总裁的皮埃尔，查证了自己并非拿破仑的孙子，但这早已不重要了。

所以，每一个人都应该相信上帝是公平的，只是有时上帝会和人类开个小小的玩笑，会把那些聪慧的宠儿放在卑微贫困的人群中间，让他们远离金钱和权势，让他们从一出生就在黑暗的洞穴中徘徊，看不到光明，以此来作为对他们的考验。

那些从黑暗中走出来的人——他们有着坚强的生存意志、果敢的斗志、不屈的傲骨和出众的天赋。他们必将会在某个有价值的领域脱颖而出。请相信命运的公平吧！一个人只要知道自己要去哪里，那么全世界都会给他让路。

懒惰是一种精神腐蚀剂

记得有位哲人说过："懒惰，像生锈一样，比操劳更能消耗身体——经常用的钥匙总是闪闪发亮的。"懒惰，不但让你一事无成，还会贻害无穷。

谁都知道，深海里氧气稀薄，但为了生存，很多动物不得不根据深海里的环境来进化自己：它们尽量减少活动或者干脆不动。长期蛰伏在一处，以减少身体对氧气的需求。所以，尽管深海里环境恶劣，还是有不少动物顽强地生存了下来。最近，在美国的一家海湾水族馆研究所，由克雷格·麦克莱恩领导的一项研究发现，生活在深海里的动物渐渐减少的原因，居然不是因为氧气的减少，而是因为氧气的增多。

在南加州海域，就因为移植了大量含氧海藻，而导致许多深海动物消失。人们以为含氧海藻能够改善深海动物的生存环境，没想到反而害了那些动物。因为含氧海藻是一种能够制造氧气的深海植物，是普通海藻造氧量的 100 倍。

照理来说，增加了氧气的深海对鱼类应该是一件有益的事，可是因为千百年来，那些长期蛰伏于一处不动的深海动物已经适应了缺氧的环境，突然有新鲜的氧气注入，便容易产生氧气中毒。不会氧气中毒的方法只有一个，那就是迅速改变原有的生活习惯，改静止为动态。只有不停地游动，才能够加速呼吸，让过量的氧气排出体外，这样，过量的氧气不但对它们构成不了威胁，反而会让它们更加具有活力。

所以，生活在深海中的动物很快便会分为两种：一种因为无法改变自己原有的"懒散"的生活习性而变得无所适从，甚至被"淘汰"了；而另一种则一改往日的静止而快速行动起来，因为适应了有大量氧气注入的新环境而变得"如鱼得水"。

克雷格·麦克莱恩最后得出结论：害了那些深海动物的不是氧气，而是它们自己的懒惰习性。

对从事任何种类工作的人而言，懒惰都是一种堕落的、具有毁灭性的东西。懒惰、懈怠从来没有在世界历史上留下好名声，也永远不会留下好名声。只有多行动，依靠自己的辛勤劳动，才能创造美好未来。

20世纪初叶，一个华人泥瓦匠在美国洛杉矶北部一条铁路附近建了一座很漂亮的塔。修塔的时候，他也说不上有什么目的。他发动自己的孩子和周围的儿童去捡碎酒瓶和破瓷片，然后他再粘贴在塔上。妻子认为建塔没有什么用，他不听，妻子就带着孩子们走了。他一个人每天一点一点地建，总共花了34年的时间，终于把塔建成了。

但最后他却走了，把房子、院子和塔都交给了邻居的老头儿看管。当地警长要拆毁这个塔，说它不安全，倒下来会砸伤人。可一位大学教授呼吁全社会保护那座塔，并请来了力学专家鉴定塔的安全性。专家用10000磅的拉力也没有拉倒塔，证明塔是坚固的，于是作为重点文物保护下来，那位大学教授也因保护那座塔而声名远播。

世界上有很多的事情最初是看不出它的端倪的。华人泥瓦匠建的塔，最初是随意而建，毫无目的，于是，经过日积月累建成后，这座塔就成了建筑艺术珍品，成了珍贵的文化遗产。那位支持他的大学教授对这座塔进行了多年研究，并在三藩市找到了已78岁的建塔老人。大学教授把他请上讲台，要他给大学生做一次学术报告，讲讲当年建塔的原始冲动。他说："我当初建塔就像咳嗽一样地忍不住。"大学生们笑了，教授补充说："这是老先生的幽默，而我们应该领会到他所表达的一个真理，那就是艺术家都有最原始的创作冲动。"

大凡灵感都像咳嗽一样忍不住，会产生一种原始的冲动，而将那种原始的冲动付诸实施，就会成就一件艺术珍品或者某种发明创造。当然，原始的冲动也是厚积薄发的，它来源于勤思与实践。一个懒惰的人，灵感是不会光顾他的。

懒惰是一种精神腐蚀剂。因为懒惰，人们甚至不愿意爬过一个小山岗；因为懒惰，人们不愿意去战胜那些完全可以战胜的困难。因此，那些生性懒惰的人不可能在社会生活中成为一个成功者。成功只会光顾那些辛勤劳动的人们。

勤奋能创造最好的自己

古人说得好："一勤天下无难事。"勤奋能塑造卓越的伟人，也能创造最好的自己。爱因斯坦曾经说过："在天才和勤奋之间，我毫不迟疑地选择勤奋，她几乎是世界上一切成就的催化剂。"高尔基还有这么一句话："天才出于勤奋。"卡莱尔更激励我们说："天才就是无止境刻苦勤奋的能力。"

大凡有作为的人，无一不与勤奋有着深厚的缘分。古今中外著名的思想家、科学家、艺术家，他们无不是勤奋耕作走向成功的典型。

1601 年的一个傍晚，丹麦天文学家第谷·布拉赫卧在床上，生命已经垂危。他的学生德国天文学家开普勒坐在一张矮凳上，倾听着老师临终的话："我一生以观察星辰为工作，我的目标是 1000 颗星，现在我只观察到 750 颗星。我把我的一切底稿都交给你，你把我的观察结果出版出来……你不会让我失望吧？"

开普勒静静地坐着，点了点头，眼泪从脸颊上流下来。

为了不辜负老师的嘱托，开普勒开始勤奋工作。但是他的继承引起了布拉赫亲戚们的嫉妒，不久，他们合伙把作为遗产的底稿全部收了回去。无情的挫折没能使开普勒屈服，他日夜牢记着老师的托付"我的目标是 1000 颗星"。开普勒义无反顾地进行实地观测，每天只睡几个小时，吃住都在望远镜边，进行着枯燥单调的天文观测。751，752，753……20 多年过去了，1627年，开普勒终于实现了老师的遗愿。

天才出自勤奋，伟大来自平凡的努力，没有人能随随便便成功。没有细致耐心的勤奋工作，也不会有大的成就。

所谓勤，就是要人们善于珍惜时间，勤于学习，勤于思考，勤于探索，勤于实践，勤于总结。看古今中外，凡有建树者，在其历史的每一页上，无不都用辛勤的汗水写着一个闪光的大字——"勤"。

德国伟大诗人、小说家和戏剧家歌德，前后花了58年的时间，搜集了大量的材料，写出了对世界文学和思想界产生很大影响的诗剧《浮士德》；马克思写《资本论》，辛勤劳动，艰苦奋斗了40年，阅读了数量惊人的书籍和刊物，其中做过笔记的就有1500种以上；我国著名的数学家陈景润，在攀登数学高峰的道路上，翻阅了国内外相关的上千本资料，通宵达旦地看书学习，取得了震惊世界的成就。

记得有人说过："天才之所以能成为天才，只不过是因为他们比一般人更专注更勤奋罢了。"的确，没有人能只依靠天分成功。上天只能给人天分，只有勤奋才能将天分变为天才。伟大的成功和辛勤的劳动是成正比的，有一分劳动就有一分收获，日积月累，从少到多，奇迹就可以创造出来。

心理学家说，无论多么美好的东西，人们只有付出相应的劳动和汗水，才能懂得这美好的东西是多么地来之不易，因而愈加珍惜它。这样，人们才能从这种"拥有"中享受到快乐和幸福。

在心里永葆奋斗的激情

奋斗是人生永恒的主题，即使那些功成名就的人，丢失了奋斗的激情，也会失去人生中大部分的快乐。

父亲退休时已有六十多岁了。在那以前，他做了三十多年乡间邮差，一个星期有六天他都跋涉在山区里，为人们送信。

在他八十岁生日时，我写给他一封信，信中特别说了几句表示孝心的话。我说我们全家人都希望他身体健康，心情愉快，能够在欢乐中安度晚年。总之，我希望他永远快乐。信的最后，我建议他和我母亲不要再干活了，应当完全放松自己，好好歇息。我认为，父亲操劳了一辈子，现在他们终于有了舒适的家和丰厚的退休金，几乎有了他们想要的一切，应该学学如何享受生活了。

后来，父亲回信了。他首先感谢我的好意，然后笔锋一转："虽然我很感谢你的赞美，但是让我完全放松自己却吓了我一跳。"父亲承认没人喜欢走坑洼不平的路，"但是如果我事事都顺心如意，从来都碰不到困难的话，那或许是世界上最糟糕的事了。"

父亲在信中写道："人生的意义不在于马到成功，而在于不断求索，奋力求成。每一件有意义的事都需要我们以坚强的信念去完成，这样，我们的生活才会更加充实，意志才更加坚强。"

从他流畅的行文中，我似乎看到了父亲写信时高兴的表情："我们一生中最美好、最愉快的日子，不是还清了所有欠款的时候，也不是我们真正得到这套靠血汗换来的住所的时候，这都不是。我记得在很多年前，我们全家挤在一套很小的住宅里，为了糊口，我们拼命工作，根本分不清白天还是黑夜。直到现在，我都不明白当时为什么不知道什么叫累，又怎么会不觉得生活是那么美好。我想大概是因为我们那时是在为生存而奋斗，是为保护和养活我们所爱的人而拼搏吧。"

心理学家说，每个人做事都渴望一帆风顺，但这是很难实现的。因此我们不要苛求生活中没有艰辛，而要理解人生的意义不在于马到成功，而在于不断求索的道理。人活着就需要不断奋斗，不管你年龄几何，不管你家境如何，只有奋斗，才能让你感受到生活的价值和生存的意义。

生活中的很多年轻人深深懂得奋斗的意义和价值，他们不做生活的旁观者，而是努力做生活的参与者、主宰者。在年轻时，你需要告诉自己：生活重要的是追求，而不是到达。我们要拒绝平淡，告别无为，让我们的青春在阳光下真正地飞扬起来，激荡起来。奋斗是一支水彩笔，在青春的舞台上，你要充满热情地挥舞自己手中的画笔，努力描绘自己美好的未来。

做平凡也不做平庸

平凡与平庸是两种截然不同的生活状态：前者如一颗使用中的螺丝钉，虽不起眼，却真真切切地发挥作用，实现价值；后者就像废弃的钉子，身处机器运转之外，无心也无力参与机器的运作。

平凡者纵使渺小却挖掘着自己生命的全部能量，平庸者却甘居无人发现的角落不肯露头。虽无惊天伟绩但物尽其用、人尽其能，这叫平凡；有能力发挥却自掩才华，自甘埋没，这叫平庸。

世间生命多种多样，有天上飞的，有水中游的，有陆上爬的，有山中走的；所有生命，都在时间与空间之流中兜兜转转。生命，总以其多彩多姿的形态展现着各自的意义和价值。

"生命的价值，是以一己之生命，带动无限生命的奋起、活跃。"智慧禅光在众生头顶照耀，生命在闪光中见出灿烂，在平凡中见出真实。所以，所有的生命都应该得到祝福。

"若生命是一朵花就应自然地开放，散发一缕芬芳于人间；若生命是一棵草就应自然地生长，不因是一棵草而自卑自叹；若生命好比一只蝶，何不翩翩飞舞？"芸芸众生，既不是翻江倒海的蛟龙，也不是称霸林中的雄狮，我们在苦海里颠簸，在丛林中避险，平凡得像是海中的一滴水、林中的一片叶。海滩上，这一粒沙与那一粒沙的区别你能否看出？旷野里，这一堆黄土和那一堆黄土的差异你是否能道明？

每个生命都很平凡，但每个生命都不卑微，所以，真正的智者不会让自己的生命陨落在无休无止的自怨自艾中，也不会甘于身心的平庸。

你可见过在悬崖峭壁上卓然屹立的松树？它深深地扎根于岩缝之中，努力舒展着自己的躯干，任凭阳光暴晒，风吹雨打，在残酷的环境中它始终保持着昂扬的斗志和积极的姿态。或许，它很平凡，只是一棵树而已，但是它并不平庸，它努力地保持着自己生命的傲然姿态。

有这样一个寓言让我们懂得：每个生命都不卑微，都是大千世界中不可或缺的一分子，都在自己的位置上发挥着自己的作用。

一只老鼠掉进了一只桶里，怎么也出不来。老鼠吱吱地叫着，它发出了哀鸣，可是谁也听不见。可怜的老鼠心想，这只桶大概就是自己的坟墓了。正在这时，一只大象经过桶边，用鼻子把老鼠捞了出来。

"谢谢你，大象。你救了我的命，我希望能报答你。"

大象笑着说："你准备怎么报答我呢？你不过是一只小小的老鼠。"

过了一些日子，大象不幸被猎人捉住了。猎人用绳子把大象捆了起来，准备等天亮后运走。大象伤心地躺在地上，无论怎么挣扎，也无法把绳子扯断。

突然，小老鼠出现了。它开始咬绳子，终于在天亮前将其咬断，替大象松了绑。

大象感激地说："谢谢你救了我的性命！你真的很强大！"

"不，其实我只是一只小小的老鼠。"小老鼠平静地回答。

每个生命都有自己绽放光彩的刹那，即使一只小小的老鼠，也能够拯救比自己体形大很多的巨象。故事中的这只老鼠正是星云大师所说的"有道者"，一个真正有道的人，即使别人看不起他，把他看成是卑贱的人，他也不受影响，因为他知道自己的人格、道德，不一定要求别人来了解、来重视。他依然会在自我的生命之旅中将智慧的种子播撒到世间各处。

有人说："平凡的人虽然不一定能成就一番惊天动地的大事业，但对他自己而言，能在生命过程中把自己点燃，即使自己是根小火柴，只能发出微微星火，但也足够了；平庸的人也许是一大捆火药，但他没有找到自己的引线，在忙忙碌碌中消沉下去，变成了一堆哑药。"

也许你只是一朵残缺的花，只是一片熬过旱季的叶子，或是一张简单的纸、一块无奇的布，也许你只是时间长河中一个匆匆而逝的过客，不会吸引人们半点的目光和惊叹，但只要你拥有积极的心态，并将自己的长处发挥到极致，就会成为成功驾驭生活的勇士。

要有勇往直前的信念

曾有人问过一个富豪，在他一无所有的时候，他凭借着什么走到现在？富豪严肃地说："虽然在别人看来，我一无所有，但我知道，我还拥有勇往直前的信念。"

生活是美好的，但生活也是残酷的。暴风雨总是在不期而遇中出现，困难和挫折也许比我们想象的要多很多。在这些看似难以逾越的障碍面前，我们往往感到迷茫：自己的能力不够？抑或是自己做了错误的选择？困惑常在，你停下来去究其根源就会发现，这不过是命运给你安排的考验而已，深究没有任何意义，你只要把控好自己的方向，选择勇往直前就够了。看看身边的那些人吧，有些人因为失败而一无所有，但总有些人能够坦然面对这一切，他们不会因为这样的打击就自暴自弃，他们仍旧会相信自己、相信命运，所以他们能够凭借着永不屈服的精神和勇往直前的执着重新开始，而最终，他们自然也能够走出迷茫。

对于任何人来说，一时的失败只是一个过程，而非结果；一时的失败只是一个需要经历的阶段，而非全部的过程。在危机中，外界给我们的压力从来不是最可怕的，可怕的是我们在危机过程中的麻木不仁和茫然无知。

当危机席卷而来时，残酷的现实让我们变得一无所有，我们也就没有了最后的犹豫和固有的陈规，只有勇往直前才是我们唯一的选择。一个成功的人，最明显的特质就是拥有坚定不移的意志力，不管外界的环境变化成什么样子，他的初衷和希望是不会改变的，这种不变的信念是支撑他克服障碍，走向成功的强劲动力。

一个人在一无所有之时，往往也是其最具爆发力的时候；一件事到了绝地的时候，往往也是最具有转机的时候。当我们把一无所有看作一种优势，而不是劣势的时候，我们距离成功也就更近了一些。当我们在困难面前勇往直前的时候，便能更加接近成功。

在一个航海学校，几个年轻人问一位在海上与风浪搏击了一辈子的老船长："如果你的船行驶在海面上，通过气象报告，预知前方海面有一个巨大的暴风圈正迎着你的船而来。请问，以你的经验，你将会如何处置呢？"

老船长微笑着反问了一句："如果换作你们，你们又会如何处置呢？"一个年轻人信心满满地说："我会选择返航，将船头掉转180度，远离暴风圈。这样应该是最安全的方法吧？"

老船长摇了摇头："不行，当你掉头返航时，暴风圈还是会迎向你的船。你这么做，反而将你的船与暴风圈接触的时间延长了许多，这是非常危险的。"

另外一个年轻人说："那如果我将船的航线向左或者向右转90度，努力脱离暴风圈的威胁就可以了吧？"

老船长依然摇摇头，接着说："这样做还是不行，如果这样做，将会使船身整个侧面暴露在暴风雨的肆虐之下，增加与暴风圈接触的面积，结果也是更加危险。"

众人开始不解了，问道："如果这些方法都不行，那么究竟应该怎么做呢？"

老船长这才语重心长地说："此时只有一个方法，那就是抓稳你的舵轮，让你的船头不偏不倚地迎向暴风圈。唯有这样做，你才可以把船体与暴风圈接触的面积化为最小，同时，你的船与暴风圈彼此的相对速度组合在一起，还可以减少与暴风圈接触的时间。最为重要的是，当你冲过暴风圈的时候，迎接你的是另一片充满阳光的蔚蓝晴空。"

如果说人生就是一场旅行，那么海面上的暴风雨就是我们遇到的绝境。有些时候，横在你面前的困难是你无法躲避的，那是命运安排你必须经历的，这不是命运和你开的玩笑，而是人生给你的一种考验，看你是否有资格进入下一关。这个时候，你越是躲避，处境越糟糕。在陷入绝境的时候，勇往直前才是唯一的，也是最明智的选择。这种貌似不讲道理的做法其实蕴含着莫大的人生智慧。

一帆风顺只是存在于人们的祝福之中，风雨无阻才是一个人应有的人生态度。一个真正的强者，永远不会计较自己失去了什么，他在乎的只是自己还有什么。一个拥有坚定信念的人，他的人生就是最富足的。

在我们的人生路上，所谓的失败，所谓的一无所有，所谓的迷茫，其实都是自己产生的一种悲观失望的情绪在作祟。在遭遇连续的失败之后，有人选择了听天由命，悲观消极，有人选择继续奋斗，最终成就大业。

在成功的道路上，我们看到的是鲜花而不是荆棘；在成功的人面前，我们看的是现在的富足而不是当初的一无所有。作为一个渴望成功的人来说，内心的信念才是最值得自己骄傲的资本。

不要去管眼前的迷雾，你只需记住脚下的路，不要去看远方的岔路口，你只要记住心中的方向。人生充满了迷茫，这一切都是混淆视听的干扰，你只要记住自己一无所有，只要记住目标是前方，鼓起勇气，一往无前，最终你就会通过自己的拼搏赢得胜利，成为真正的勇者。

第七章
待人宽厚，敞开淡定的胸怀宽容世界

斯宾诺莎曾说："人心不是靠武力征服，而是靠仁爱和宽容征服。"宽容是待人处世的一种态度，也是人的一种美德。对待他人，宽容帮你征服人心；对待竞争，宽容帮你自由发展；对待自己，宽容帮你赢得宁静。如海纳百川般敞开淡定的胸怀宽容世界，你会发现头顶的天空是那么的蓝，你会发现周围的人是那么善良。

为他人着想是人生的必修课

宋代朱熹有一句话："体，谓设以身处其地而察其心也。"一语道出了将他人的处境纳入思考范畴的境界，这是需要具有很高的自身修养才能体会到的乐趣，而我们平时熟稔于心的是"己所不欲，勿施于人"。其实，无论怎样表达，都说明了设身处地地为他人着想是一种人生必修的课程，它阐释着宽容、忍让、体谅等很多美好的东西。

人不是单靠吃米面活着的动物，一生中会有很多美丽的邂逅，无论是擦肩而过还是结为金兰，我们都会永远深藏在心底。所以我们要珍惜每一次真挚的心跳，多为他人考虑一些，也好随着时间的推移，将尘封在心底的往事定格为最美的风景。

有人曾说："人世间最纯净的友情只存在于孩童时代。"此话让人感到每个字眼里都透露着悲凉。谁能否认自己渴望真情？其实，真情永远存在于人们的心中。不同的年龄对感情的态度不同，体悟感情的方式也不一样，但这过程里始终有一个不变的真理，那就是，如果你能把别人的处境纳入思考的范畴，那么你就会得到恒久的真情。

人与人的相处需要忘我的精神，你可曾发觉很多人说话的时候主语经常是"我"，如果我们都把对方当成主要的，事情定会是另一番景象。人是社会的动物，都需要一份温暖、一份关心、一份慰藉，当对方成功时，我们为何不给予真诚的肯定；当对方偶有失误时，我们为何不选择宽容。多站在对方角度上考虑，这世界就不会再有嫉妒、责难，也不会有人再感到真情需要千呼万唤，它将弥漫在我们身边。

爱因斯坦曾说："对于我来说，生命的意义在于设身处地替人着想，忧他人之忧，乐他人之乐。"这是一种怎样宽广的胸怀，让他足以容纳他人的忧和乐，这本身就是一种慈悲，一种人生的大爱！

聪明的人遇事时为他人着想，因为他知道当心中只有自己的时候，也可能把麻烦留给了自己；当心中有他人的时候，他人也就为自己留出了一条宽敞的大道。他们往往从别人的角度出发，先考虑到别人的不方便之处；他们对自己要求很严格，却也有足够的涵养不苛责别人；他们把做人的深邃的哲理都赋予了行动。

人生就像春种秋收那样，随着四季的流转，不停地播种和收获。播种不同也将收获不一样的人生。你把目光投向大海，你将得到整个海洋；你把目光投向天空，你将得到整个天空；你用目光穿透黑暗，你也就会收获黎明；你用目光温暖众人，你也将得到众生的关爱。

愿你在生命中播种美好与幸福，在美丽的深秋收获幸福和快乐。让人生的舞台像心胸那样海纳百川，收获整个天地间的温情。

得饶人处且饶人

与人交往，你的感受如何？在错综复杂的人际交往中，如果你要计较的话，每天你随便都可以找到四五件让人生气的事情，如被人诬陷、被连累、受人冷言讥讽等。有人不便即时发作，便暗自把这些事情记在心里，伺机报复。但这种仇恨心理，对对方没有丝毫损害，却会影响自己的情绪，从而自食其果。

不管别人怎样冒犯你，或者你们之间产生什么矛盾，总之得饶人处且饶人。

年轻的洛克菲勒空闲的时间很少，所以他总是将一个可以收缩的、一种手拉的弹簧，可以闲时挂在墙上用手拉扯的运动器，放在随身的袋子里。

一天，他到自己的一个分行里去，这里的人都不认识他。他说要见经理。有一个傲慢的职员见了这个衣着随便的年轻人，便回答说："经理很忙。"

洛克菲勒便说："等一等不要紧。"

当时待客厅里没有别人，他看见墙上有一个适当的钩子，洛克菲勒便把那运动器拿出来，很起劲地拉着。弹簧的声音打搅了那个职员，于是他跳起来，气愤地瞪着他，冲着洛克菲勒大声吼道："喂，你以为这里是什么地方啊，健身房吗？这里不是健身房。赶快把东西收起来，否则就出去。懂了吗？"

"好，那我就收起来吧。"洛克菲勒和颜悦色地回答着，把他的东西收了起来。

5分钟后，经理来了，很客气地请洛克菲勒进去坐。那个职员看到后马上蔫了，他觉得他在这里的前程肯定是断送了。洛克菲勒临走的时候，还客气地和他点了点头，而他则是一副不知所措的惶恐样子。他觉得洛克菲勒肯定会惩罚自己，于是便忐忑不安地等待着处罚。但是过了几天，什么也没有发生。又过了一星期，也没有事。过了三个月之后，他忐忑不安的心才慢慢放下来。

不管洛克菲勒是否把这件事放在心上。至少他的行为说明，他对小职员的冒犯采取了宽容的态度。

生活中，我们不免会遭遇别人的伤害和冒犯，与其以牙还牙，两败俱伤，倒不如保持宽容和淡定，不要轻易出手反击，这既是对别人的一种容忍，也是对自己的一种尊重。

若要真正获得别人的尊敬与爱护，你要注意自己的表现，切勿盛气凌人，恃宠而骄，做出令人憎恶的事情。这里有几个方法可供参考：

第一，你要学习与每一个人融洽地相处，表现出你的随和与合作精神。

面对别人的时候，不要忘记你的笑容，还要多与对方进行眼神接触，在适当的时机赞美一下他们的长处。

第二，假如你不得不对某人的表现予以批评，你的措辞也要十分小心。先把对方的优点说出来，令他对你产生好感后，他才会接受你的建议，还会视你为他的知己良朋。

第三，人人都会遇到情绪低落的时候，你要努力控制自己的脾气，切勿把心中的闷气发泄到别人的身上，这是自找麻烦的愚蠢行为。没有人会愿意跟一个情绪化的人相处，更不会对他期望过高。所以，替自己建立一个随和而善解人意的形象，这也是成功的重要因素之一。

律己宜严，待人宜宽

宽容，是胸襟博大者为人处世的一种人生态度。总是对别人吹毛求疵的人，一定不是个受欢迎的人。

能容天下者，方能为天下人所容。据此看来，你若要彩虹，你就得宽容雨点，若是在雨点滴到身上的那一刻便勃然大怒，又怎么能在彩虹出现的刹那拥有一种怡然自得的心情来观赏美丽的风景呢？

森林中有一条河流，河水湍急，不停地打着漩涡，奔向远方。河上有一座独木桥，非常窄，每次只能一个人通过。

一天，东山上的羊想到西山上去采草莓，而西山的羊想到东山上去采橡果，结果两只羊同时上了桥，到了桥中心，彼此碰到了，谁也走不过去。

东山的羊见僵持的时间有些长了，西山的羊照样没有退让的意思，便冷冷地说道："喂，你长眼了没有，没见我要去西山吗？"

"我看是你自己没长眼吧，要不，怎么会挡我的道？"西山的羊反唇相讥。

于是，两只互不相让的羊开始了一场决斗。

"咔"的一声两只羊的犄角碰撞在一起，一阵较量后，突然"扑通"一声，两只羊都掉进了水里。没多久，它们就因为不会游泳而被淹死……

故事中的悲剧本来是可以避免的，只要有一只羊后退到桥头，等另一只通过后再上桥，两只羊便都会平安无事。可悲的是，山羊们都固执地认为狭路相逢勇者胜，不肯宽容和忍让，最终都葬身河底。

"宽以待人"不仅仅是一种待人接物的态度，也是一种高尚的道德品质，它能够化解人和人之间的许多矛盾，增强人和人之间的友好情感。同时，一个人如果能够养成"宽以待人"的优良品德，就一定可以在同他人的相处中严格要求自己，善待他人，不断提高自己的思想境界，使自己成为一个道德高尚的人。

有人说，世上只要有人的地方就有纷争。事实上，若人人能秉持"你好他好我不好，你大他大我最小，你乐他乐我来苦，你有他有我没有"这四句偈语中所包含的精神，人与人必能和谐相处。

所以说，在生活中，遇到像故事中的两只羊的情景，不如各退一步。只要你退一步，对方通常也不会过于刚硬，随即对你退一步。这样一来，原本怒气冲冲的彼此也会和颜悦色起来。无论在生活中还是在工作中，我们都要宽以待人，这样才能收获不一样的风景，收获意想不到的友谊。

学会真诚地欣赏他人

圣诞节临近，美国芝加哥西北郊的帕克里奇镇到处洋溢着喜庆、热闹的节日气氛。正在读中学的谢丽拿着一叠不久前收到的圣诞贺卡，打算在好朋友希拉里面前炫耀一番。谁知希拉里却拿出了比她多10倍的圣诞贺卡，这令她羡慕不已。

"你怎么有这么多的朋友？我却没有这么多朋友，你能告诉我收获好朋友的秘诀吗？"谢丽惊奇地问。希拉里给谢丽讲了自己两年前的一段经历："一个暖洋洋的中午，我和爸爸在郊区公园散步。在那儿，我看见一个很滑稽的老太太。天气那么暖和，她却紧裹着一件厚厚的羊绒大衣，脖子上围着一条毛皮围巾，仿佛正下着鹅毛大雪。我轻轻地拽了一下爸爸的胳膊说'爸爸，你看那位老太太的样子多可笑呀！'

"当时爸爸的表情特别严肃。他沉默了一会儿说，'希拉里，我突然发现你缺少一种本领，你不会欣赏别人。这证明你在与别人的交往时少了一份真诚和友善'。

"爸爸接着说，'那位老太太穿着大衣，围着围巾，也许是生病初愈，身体还不太舒服。但你看她的表情，她注视着树枝上一朵清香、漂亮的丁香花，表情是那么生动，你不认为很可爱吗？她渴望春天，喜欢美好的大自然。我觉得这老太太令人感动！'"

希拉里接着说："爸爸领着我走到那位老太太面前，微笑着说，'夫人，您欣赏春天时的神情真的令人感动，您使春天变得更美好了！'

"那位老太太似乎很激动，'谢谢，谢谢您！先生。'她说着，便从提包里取出一小袋甜饼递给了我，'你真漂亮……'

"事后，爸爸对我说，'一定要学会真诚地欣赏别人，因为每个人都有值得我们欣赏的优点。当你这样做了，你就会获得很多朋友。"

你可能会觉得别人与众不同，并觉得很诧异，但只要换种眼光去捕捉他们身上的一些闪光点，学会真诚地欣赏，你就会惊喜地发现你的周围有很多伙伴，好朋友越来越多，生活也越来越丰富。

马克思说："人生离不开友谊，但要得到真正的友谊不容易；友谊总需要用忠诚去播种，用热情去灌溉，用原则去培养，用谅解去呵护。"

以德化怨，春风化雨

用宽广的胸怀去宽容曾经伤害过自己的人，能够不计前嫌，给他以帮助与关怀，才是为人之大德。

从前有一个富翁，他有三个儿子，在他年事已高的时候，富翁决定把自己的财产全部留给三个儿子中的一个。可是，到底要把财产留给哪一个儿子呢？

富翁想出了一个办法：他要三个儿子都花一年时间去周游世界，回来之后看谁做了最高尚的事情，谁就是财产的继承者。一年时间很快就过去了，三个儿子陆续回到家中，富翁要三个人都讲一讲自己的经历。

大儿子得意地说："我在周游世界的时候，遇到了一个陌生人，他十分信任我，把一袋金币交给我保管，可是那个人却意外去世了，我就把那袋金币原封不动地交还给了他的家人。"

二儿子自信地说："当我旅行到一个贫穷落后的村落时，看到一个可怜的小乞丐不幸掉到湖里了，我立即跳下马，从湖里把他救了起来，并留给他一笔钱。"

三儿子犹豫地说："我，我没有遇到两个哥哥碰到的那种事，在我旅行的时候遇到了一个人，他很想得到我的钱袋，一路上千方百计地害我，我差点死在他手上。可是有一天我经过悬崖边，看到那个人正在悬崖边的一棵树下睡觉，当时我只要抬一抬脚就可以轻松地把他踢到悬崖下，但我想了想，觉得不能这么做，正打算走，又担心他一翻身掉下悬崖，就叫醒了他，然后继续赶路了。这实在算不了什么有意义的经历。"

富翁听完三个儿子的话，点了点头说道："诚实、见义勇为是一个人应有的品质，称不上是高尚。有机会报仇却放弃，反而帮助自己的仇人脱离危险的宽容之心才是最高尚的。我的全部财产都是三儿子的了。"

宽容是一笔巨额的财富，是至善人性达到的一种境界，是人性之花历经沧桑之后依然盛开的那份通透与恬然。

活在仇恨里的人是愚蠢的。你在憎恨别人时，心里总是愤愤不平，希望别人遭到不幸、惩罚，却又往往不能如愿，失望、莫名地烦躁之后，你便失去了往日那轻松的心境和欢快的心情，从而心理失衡；另一方面，在憎恨别人时，由于疏远别人，只看到别人的短处，在言语上贬低别人、在行动上敌视别人，结果使人际关系越来越僵，以致树敌为仇。宽容地帮助曾经伤害过你的人才不失为人生大智慧，以德化怨，春风化雨，是一个人内心成熟的象征，宽容的人生收获的必是满城桃李。

不要抓住他人的错误不放

生活中总有一些人，得理不让人，就算无理也要争三分，总怕自己会吃亏；与之相反，还有一些人，真理在握也会让人三分，显得绰约柔顺，颇有君子风度。

前者，往往是生活中的不安定因素，后者则具有一种天然的向心力；一个活得叽叽喳喳，一个活得自然潇洒。有理、没理，饶人、不饶人，一般都是在是非场上、论辩之中。假如是重大的或重要的是非问题，自然应该不失原则地辩个是非曲直，甚至为追求真理而献身也值得。但日常生活中，也包括工作中，往往会因为一些非原则问题、皮毛问题争得不亦乐乎，谁也不肯甘拜下风，说着论着就较起真儿来，以至于非得决一雌雄才算罢休，结果严重到大打出手，或者闹个不欢而散、鸡飞狗跳的结局而影响了团结，而且越是这样的人越对甘拜下风的人瞧不顺眼。争强好胜者未必掌握真理，而谦和的人，原本就把出人头地看得很淡，更不用说一点小是小非的争论了。越是有理，越表现得谦让平和，往往越能显示出一个人的胸襟之坦荡、修养之深厚。

117

在生活中，人都会有难堪、做错事、有求于人的时候，如果这时你处在评判的一方，尤其是他们的那些错处或别的什么事情牵涉到你的利益时，你会怎样做呢？不同的人可能有不同的做法。一般来说，愚昧的人或心胸狭窄的人爱为难别人，他们不愿意帮助人，不为人遮掩难堪，不宽容或原谅对方。他们甚至会乘人之危，鸡蛋里头挑骨头，抓住把柄不放，且洋洋自得。这种不良行为正是他们愚昧阴暗心理的表露。至于和他们有深仇大恨的人，就更不可能息事宁人了。但是在生活中，你也会经常处在难堪、有错、有求于人的位置上，比如，你不巧弄脏了别人的衣裤，违反了交通规则，为讲义气与别人结了仇，等等。在这种情况下，你极需要他人的宽容。将心比心，同情他人、宽容他人、不为难他人是一种美德。这种美德能够感化人，巩固人们之间的互助亲善关系，让社会形成一种宽厚的向善风气，坏人就可能不会产生，阴暗的东西就会更少一些，自己遇到不幸的时候，也更容易得到他人的帮助。

不要抓住他人的错误或缺点不放，得饶人处且饶人。这样不仅可以减少矛盾，也会提升自己谦卑善良的品质。这种与人为善的品德，正是人类生存所需要的美德。

宽容是为人处世的大智慧

在生活中，如果我们一旦有争强好胜、锱铢必较的心理，就可能给自己招来不必要的烦恼、嫉妒甚至是仇恨。

可见，宽容是做人、处世的大智慧，也是和谐人际关系的一种润滑剂。尤其是在双方产生针锋相对的矛盾时，如果以硬碰硬，无论胜负都会有所损失，倘若能够互相宽容，不仅会避免损伤，还能够将问题处理得很好。

清康熙年间，内阁大学士张英（张廷玉的父亲）收到一封家书。信上说他们家正打算修围墙，本来根据地契，墙可以一直修到邻居叶秀才家的墙根下，但是叶秀才不让，并且还到官府里把张家给告了。

家人非常生气，就给张英写了这封信，让他处理这件事。家人很快就收到了回信，但上面只有一首诗："千里捎书只为墙，让他三尺又何妨？万里长城今犹在，不见当年秦始皇。"张英的家人接到信后，明白了他的意思，马上就把墙拆了，并且后退三尺才重建。叶秀才一看张家如此大度，也把自己家的墙拆了，后移了三尺。

由于两家都退让了三尺，因此留出了一条长百余米，宽六尺的巷子，后被当地人赞誉为"六尺巷"。

本来根据地契约定，张家根本没有错，而张英又贵为大学士，并且父子二人同在朝中任要职，只要知会当地官府一声，叶秀才家肯定会妥协，而张家的权利也会得到保障。但是他没有这样做，而是选择了宽容，宁愿自己吃亏，让了叶秀才三尺；而叶秀才则觉得张英"宰相肚里能撑船"，不与自己计较，而自己本就理亏，感动之余也让了三尺，两家的关系也因此由剑拔弩张转为互相敬重，和睦相处。

张英是一个宽宏大量的人，他主动使用了"宽容"这一润滑剂，不仅解决了问题，还赢得了他人的敬重，并因一件小事而青史流芳，真可谓一举多得。

在生活和工作中，我们每个人都难免会遇到不如意的事情。如果因为一点小事情就闷闷不乐，甚至大动肝火，这不仅会影响自己、影响他人，可能还会招致更多的麻烦。所以，当我们在遇到不如意的事情时，一定要学会适当地宽容，不要与他人产生摩擦，而要以一种平和的态度来面对。

人生在世，本就是苦多于乐，如果再过多地与人计较，甚至与自己计较，总在为得失算计，那就失去了生活的乐趣。生活过得不快乐，还有什么意义呢？

有一位高僧特别喜欢兰花，在平日修行讲佛之余总会花费很多的心力侍弄兰花。

有一次，他要出远门云游，临行前交代弟子要好好照顾他的兰花。但是一个弟子在浇花时，不小心把花架撞倒了，所有的兰花盆都摔碎了，兰花也散落了一地，无法收拾。

弟子们全都慌了，只好等着师父回来责罚。但是出乎意料的是，当师父回来之后，却没有责怪他们，而是召集齐了众弟子，跟他们说："我种兰花，一来是想要用它来供奉佛祖，二来是为了美化寺庙的环境，而不是为了生气而种的！"

"不是为了生气而种的！"得道高僧的修养自然是高，兰花本为他所好，也花费了很多时间来培养。一般人如果遇到这种情况肯定会很生气，很有可能会重重责罚把兰花弄坏的人，但是高僧没有。因为他明白自己种花的目的虽然没有达到，但是也不能为此而生气，况且弟子也是无心之过，所以就很容易宽容了徒弟。

为人处世，如果以严厉的态度、倨傲的性格对待别人，就会招致别人的怨恨，引来不满。如此，于人于己都不利，何必呢？正所谓：利人就是利己，亏人就是亏己，容人就是容己，害人就是害己。所以说：君子以容人为上策。

宽容是一种修养，一种德行，一种度量。如果人人都有宽容忍让的心态，那么这个社会肯定会变得更美好，人与人之间的关系也会变得更和谐。

待人对己都要留有余地

我国古代有个叫李密庵的学者，写过一首《半半歌》，诗云："饮酒半酣正好，花开半时偏妍，帆张半扇免翻颠，马放半鞭稳便。半少却饶滋味，半多反厌纠缠。百年苦乐半相掺，会占便宜只半。"用现代的话来说，就是凡事要留有余地，不要不给自己和别人退路。

常留余地二三分，体现了人生的一种智慧。凡事留有余地，则自由度就增加。进也可、退也可，亲也可、疏也可，上也可、下也可，处于一种自由的境地，体现了一种立身处世的艺术。

常留余地二三分，这是因为世界上的事变幻不定，常常因许多意想不到的不利因素产生作用。人外有人，天外有天。人不要总是赢人，要留一些给别人赢；不要老想占上风，要给别人一些尊严。这样，自己才能不断进步，人际关系才能更和谐。为人处世还是谦虚谨慎些的好。如果目中无人，骄傲自满，就容易碰壁、栽跟头。

唐代有一位德山大师，精研律藏，而且通达诸经，其中尤以讲《金刚般若波罗蜜经》最为得意。因俗姓周，故得了个"周金刚"的美称。

一日，德山大师挑着自己所写的《青龙疏钞》出了四川，走向湖南的澧阳。

途中，突然觉得饥肠辘辘，看到前面有一家茶店，店里有位老婆婆正在卖烧饼，德山大师就到店里想买个点心充饥。老婆婆见德山大师挑着那一大担东西，便好奇地问道："这么大的担子，里面装的是什么东西？"

"是《青龙疏钞》。"

"《青龙疏钞》是什么？"

"是我为《金刚般若波罗蜜经》作的批注。"德山大师对于自己的著作，表现出很得意的神情。

"这么说，大师对于《金刚般若波罗蜜经》很有研究？"

"可以这么说！"

"那我有一个问题想请教您，您若能答得出来，我就施与您点心；若答不出来，对不起，请您赶快离开此地。"

德山大师心想："讲解《金刚般若波罗蜜经》是我最擅长的，凭你一位老太婆，怎么可能轻易就难倒我！"随即毫不在意地说"有什么问题，你尽管提出来好了！"

老婆婆奉上了饼，说道："《金刚般若波罗蜜经》中说：'过去心不可得，现在心不可得，未来心不可得'，不知大师您是要点哪一个心？"

德山大师经老婆婆这一问，呆立半晌，竟然答不出一句话来。他心中又惭愧又懊恼，只好挑起那一大担的《青龙疏钞》，怅然离去。

德山大师受到这次教训后，再也不敢轻视禅门中修行之人，后来来到龙潭，至诚参谒龙潭祖师，从此勇猛精进，最后大彻大悟。

世事无常，万事多留些余地，多些宽容，这是一条重要的做人准则。在你留有余地的同时，别人也会因此而受益匪浅。

待人对己都要留有余地。好朋友不要如影随形、如胶似漆，不妨保持一点距离；是冤家也不要把人说得全无是处；对崇拜的人不要说得完美无缺，不要以为有缺点的人就一无是处；不要把自己看得像朵花，看别人都是豆腐渣；不要以为自己的判断绝对正确。我们应在语言和行为中常留一点余地。

一幅画上必须留有空白，有了空白才虚实相间、错落有致。有余地才更加符合实际，才更加充满希望。当然，留有余地不是一种立身处世的圆滑，不是有力不肯使，也不是逢人只说三分话，而是对世界、对自己抱一种知己知彼的理性态度，是鉴于世界的复杂性和自身能力的有限性所采取的一种理智的人生策略。

第八章
咽下苦涩，才能从心灵深处品味出甘甜

　　人生若没有苦，把你的一生泡在蜜罐里，你也感觉不到甜的滋味。因为有了苦味，我们才知道守候与珍惜，守候平淡与宁静，珍惜活着的时光。人生如茶，难免苦一阵子，却不会苦一辈子。只有先咽下最初的苦涩，所有的甘甜、清香才会从喉咙深处屡屡回味。

吃得苦中苦才能人上人

可以这样说，人生的痛苦永远多于快乐。一个人的降生就意味着痛苦的开始，而一个人生命的结束，则是痛苦的终结。人的一生，就是不断地与痛苦抗争的过程。人生的意义，就在于从与痛苦的抗争中寻找些许欢乐。

现在，很多人都活得很累，过得也不快乐。其实，人只要生活在这个世界上，就有很多烦恼。痛苦或是快乐，取决于你的内心。人不是战胜痛苦的强者，便是屈服于痛苦的弱者。再重的担子，笑着也是挑，哭着也是挑。再不顺的生活，微笑着撑过去了就是胜利。

人生没有痛苦，就会不堪一击。正是因为有痛苦，所以成功才那么美丽动人；因为有灾患，所以欢乐才那么令人喜悦；因为有饥饿，所以佳肴才让人觉得那么甜美。正是因为有痛苦的存在，才能激发我们人生的力量，使我们的意志更加坚强。

瓜熟才能蒂落，水到才能渠成。和飞蛾一样，人的成长必须经历痛苦挣扎，直到双翅强壮后，才可以振翅高飞。

人生若没有苦难，我们会骄傲；没有挫折，成功不再有喜悦，更得不到成就感；没有沧桑，我们不会有同情心。因此，不要幻想生活总是那么圆满，生活的四季不可能只有春天。每个人的一生都注定要跋涉沟沟坎坎，品尝苦涩与无奈，经历挫折和失意。对于每个人来说，痛苦是人生必须经历的一课。

因此，在漫长的人生旅途中，苦难并不可怕，受挫折也无须忧伤。只要心中的信念没有萎缩，你的人生旅途就不会中断。艰难险阻是人生对你的另一种形式的馈赠，坑坑洼洼也是对你的意志的磨炼和考验——大海如果缺少了汹涌的巨浪，就会失去其雄浑；沙漠如果缺少了狂舞的飞沙，就会失去其壮观；如果维纳斯没有断臂，那么就不会因为残缺美而闻名天下。生活如果都是两点一线般地顺利，就会如白开水一样平淡无味。只有酸甜苦辣咸五味俱全才是生活的全部，只有悲喜哀痛七情六欲全部经历才算是完整的人生……

所以，你要从现在开始，微笑着面对生活，不要抱怨生活给了你太多的磨难，不要抱怨生活中有太多的曲折，更不要抱怨生活中存在的不公。当你走过世间的繁华与喧嚣，阅尽世事，你会明白：痛苦，是人生必须经历的过程！

将苦涩当成人生百味

人在自己的哭声中来到这个世界，又在别人的哭声中告别这个世界。这样看来，似乎人生是一个苦涩的历程。

的确，对于人生，我们总是有太多的不满意、不如意。每个人都面对着生活中的种种无奈，有些人就此怨天尤人，整天生活在忧郁之中。然而一个人在这个世界上想要获得成功和幸福，就要成熟起来，摆脱满心忧愁和抱怨，做一个用双手改变境况、开拓人生道路的强者。

人生是苦涩的，也许如此。上天眷顾的人毕竟只是少数，而我们只是那大多数中的一员。既然这样，我们又何必为此耿耿于怀呢？怨恨和抱怨不能改变我们的处境，只能让我们变成满怀暴戾之气、满心逼仄之态的令人生厌的形象，这样更不利于我们改变自己的生活，更无法去追求幸福。只有不成熟的孩子才会为了得不到想要的玩具而抱怨不已，一个追求幸福的人知道如何从人生的无奈中发掘希望。

综观现代社会，真正的成功者很少是含着金钥匙出生的，他们往往很早就品尝过生活的苦涩，并且知道苦涩将在人生中长期存在。对此，他们不会愤怒、抱怨，也不会诘问命运，更不会惊慌失措，而是将苦涩当成人生百味中不可或缺的一部分去应对、去体味。当生活不可避免地陷入苦涩中时，他们能够温和宽容地对待，以忍灭嗔，并等待苦味散去、甘甜涌起的那一刻。

在这方面，文艺复兴时期英国最杰出的戏剧家和诗人莎士比亚是一个经典的楷模！

莎士比亚在很小的时候就接触到了剧团演出，他惊叹于一个小小的舞台竟能演出一幕幕变幻无穷的戏剧来，便暗下决心：要终生从事戏剧事业，当个戏剧家。但是，当时英国的戏剧工作是一个高级的职业，活跃着一批受过高等教育，而且在戏剧方面有些成绩的职业剧作家。他们垄断了剧坛，根本不许普通人介入。

为了更加接近戏剧事业，莎士比亚主动到戏院做马夫，专门等候在戏院门口伺候看戏的绅士。待表演开始后，他就从门缝或小洞里窥看戏台上的演出，边看边细心琢磨剧情和角色。回到家后，他时常模仿台上人物和戏剧情节，有声有色地演戏。他还发愤翻看文学、历史等方面的书籍，自修希腊文和拉丁文，掌握了许多戏剧知识。

终于，莎士比亚等到了一个上台表演的机会。有一次，剧团需要临时演员，莎士比亚"近水楼台先得月"。由于出色的理解力和精湛的演技，他的表演得到了大家的肯定，不久就被剧团吸收为正式演员。之后，莎士比亚大量阅读各种书籍，了解了各国的历史和人民不幸的命运。27岁那年，他写了历史剧《亨利六世》三部曲，正式进入了伦敦戏剧界。1595年，他又写了《罗密欧与朱丽叶》。剧本上演后，莎士比亚名震伦敦，成为英国戏剧界大师级人物。

面对周围不尽人意的环境，莎士比亚并没有抱怨人生的不如意，而是从戏剧界最底层的马夫做起，努力学习戏剧知识，最终成为一名闻名海外的戏剧家。

普希金有一首短诗《假如生活欺骗了你》："假如生活欺骗了你，不要忧郁，不要愤慨；不公平时，暂且忍耐。相信吧，快乐的日子将会到来。"当生活显得艰难和苦涩时，不要做一个不成熟的只会埋怨的孩子，也不要空想着奢望成为上帝的宠儿。要做个强者，将生活的苦酒举杯饮尽，苦涩过后，甘甜自来。

苦才是生活的原味

我们一生，要走很远的路，正因为走了许多路，经历了无数繁华与苍凉、喜悦与落寞，我们才能在时光的流逝中体会岁月的变迁，让曾经稚嫩的心慢慢地趋于成熟。

其实苦是生活的原味，累是人生的本质。你走得再远，爬得再高，也脱离不了苦与累的纠缠。人生就是一种承受，一种压力，你能在负重中前行、障碍中奋进，那么无论走到哪里，你都能够支撑自己。所以失败时就多给自己一些激励，孤独时就多给自己一些温暖，让自己的心灵轻快些，让自己的精神轻盈些。因为你心情的颜色会影响世界的颜色。如果我们对生活抱有一种达观的态度，就不会稍不如意便自怨自艾，只看到生活中不完美的一面。我们的身边大部分终日苦恼的人，或者说我们本人，实际上并不是遭受了多大的不幸，而是自己的心理素质存在着某种缺陷，对生活的认识存在偏差。

清华大学出了一个与众不同的才子，他只是第15食堂的一个面点厨师，却以630分的英语托福成绩震惊海内外，人们亲切地叫他"清华馒头神"。

这个人叫张立勇，他读到高二时，因为交不起学费被老师劝回家去"自习"，那年他才18岁。那天，他带着满满的屈辱感从60里外的县城徒步回家。

那天，父亲第一次在儿子面前落泪了。也是那天，父亲带着儿子挨家借学费，有人婉言拒绝，但也有人粗声呵斥："穷成这样了，还读什么书？"字字如钢针，字字扎人心。当晚，好强的张立勇做出决定：瞒着父亲辍学打工。

每天早上，朝气蓬勃的学子们由北面的学生区往南面的教学区走，张立勇则背道而驰，因为他要去的不是教室，而是食堂。脚下同样的土地，脸上同样的青春，却在截然不同的两种人生上行走。张立勇暗暗发誓："我一定要与你们殊途同归！"

张立勇喜欢英语，他在高中时英语成绩就很好，于是决定就从英语下手。他买来了很多工具书，开始自学。时间紧张，他就挤时间，厨师吃饭规定是 15 分钟，他肯定在 7 分钟以内吃完，挤出 8 分钟背英语；精神疲劳，他就学古人"头悬梁、锥刺股"，他事先倒一杯开水，猛地喝一大口，烫得舌尖钻心疼，瞌睡就被赶走了。

过年回家，张立勇无意间说起自己的"创意"，恰巧被父亲听到。那天夜里，父亲倒了一杯开水，猛喝一口，随即惨叫起来，舌头上烫起了一层泡。老伴忍不住嗔了两句："老了老了，还不会喝水了？"他眼圈红了："儿子经常这样赶瞌睡，我就想知道孩子有多苦……"

皇天总是不会辜负苦心人的。一次，美国大使馆专家来到清华大学讲解托福和留美问题，张立勇也去会场了，他想提问又害怕，当主持人表示只剩最后一个问题时，他鼓起勇气用英文问道："您好，我想去美国学酒店管理，不知美国有没有这种专门的学校？"

大使馆专家有点蒙了：怎么清华大学学生想去美国学酒店管理？于是便问他是哪个系、学什么专业的。张立勇怕丢丑，顾左右而言他，可美国人很执着，于是张立勇豁出去了，用流利的英语回答："Im a cook（我是一个厨师）。"没想到，接下来的不是嘘声，而是现场千余名清华学子以及大使馆专家、校方领导潮水般的掌声。食堂经理知道这件事以后，给了他很多照顾，给他安排时间去各个教室听大师们讲课，这使得张立勇进步飞速。他先后通过了英语四级、六级考试，2001 年，在令无数学子折腰的托福考试中，他考出了 630 的高分，高出标准线 130 分之多，他也因此被清华学子爱称为"馒头神"。

此后，他接连拿到北京大学本科文凭和南昌大学研究生文凭。2008 年北京奥运会期间，张立勇被北京市政府借调到奥组委，成了接待外国元首的贴身翻译。2009 年，张立勇出任中国青少年责任与成长大讲堂组委会主席，他带着一帮志同道合的精英青年，将事业干得风生水起，并获得了"中国十大杰出学习青年"等多项国家级荣誉。

如今，每每有人问起张立勇的父亲"你儿子是干吗的？"他都会这样反问人家："知道清华大学那个自学成才的'馒头神'吗？"大多数人会说："知道啊，是个名人啊。"老人家总是一仰脖："我是他爸！"

如果现实已然无法改变，那我们就改变自己，平安是福，但谁也不可能平安一生，生活总是要过的，我们犯不着与生活闹脾气，与其给自己拧上一个心结，莫不如好好享受这个过程。不是在眼泪中沉沦，而是在磨难中雄起。当然，我们未必一定能够得到想要的结果，但只要你用心努力过，这就够了，没有成功也是收获。倘若我们将追求成功看作是开花结果，那毫无疑问，成功就是果实，追求就是从种子到花开、从花开到结果的美丽过程。但事实上，并不是每一朵花开，都有果实收获，人生只要绽放过美丽，我们就足以在生命的最后一刹那依旧满面笑容。

生命需要苦难来洗礼

人生若没有苦，把你的一生泡在蜜罐里，你也感觉不到甜的滋味。因为有了苦味，我们才知道守候与珍惜，守候平淡与宁静，珍惜活着的时光。总有些苦是必须吃的，今天不苦学，少了精神的滋养，注定了明天的空虚；今天不苦练，少了技能的支撑，注定了明天的贫穷。为了日后的充实与富有，苦在当下其实是很值得的。

所以你无须惧怕苦难，受挫折时也不要忧伤。只要心中的信念还没有萎缩，你的人生之途就不会中断。羁绊坎坷其实是人生对你另一种形式的馈赠，只有流过血的手指，才能弹出人世间的绝唱。

郎朗从小就有一股执拗劲，在弹琴时尤其如此。小时候，大院跟他一起学习钢琴的孩子不少，但他绝对是其中最勤奋的那个。有一次，因为发烧，父亲没有叫醒他，但其他孩子的琴声却惊醒了睡梦中的郎朗，他不顾病痛，坚持要去琴房练琴。

纵然如此勤奋，但郎父对儿子的要求从没有一刻松懈，甚至到了不近情理的地步。

为了方便郎朗学琴，朗父毅然辞去了文工团工作，父子俩在北京丰台某棚户区租了一间房子，节衣缩食。那段日子对郎朗来说最是艰苦。他们的生活非常单调，除了弹琴之外郎朗很少下楼，唯一的放松方式就是在地毯上玩。屋子里铺了一块地毯，弹累了，郎朗就往地毯上一倒，打滚，一个人打滚觉得没意思，就拉着父亲一起。朗父每天扮演多种角色：保姆、教师、玩伴。

后来，郎朗被美国克蒂斯音乐学院录取。即使到了美国，已然鹤立鸡群，郎朗也没有丝毫懈怠，他除了吃饭睡觉、上文化课之外，其余时间全部用在了练琴上，每天至少练 8 小时，每晚都要练到 11 点半以后。克蒂斯学院有校规：晚 11 点以后校园内不得留人。保安人员要求他离开，他练得起了劲儿不肯走，对方很生气，一状告到学校。校方出于对郎朗的爱护，劝他注意身体，别练那么晚，可是，郎朗硬是把这位保安感动了，他说自己在这里待了好多年，还从未见到这么刻苦发奋的学生，于是破例为郎朗一个人看门，他爱弹多久就弹多久，整个学校，只有郎朗一人能够享受这种待遇。

19岁的中国钢琴家郎朗在英国BBC举办的音乐会上，弹奏了拉赫玛尼诺夫那部难度极大的第三钢琴协奏曲。在特米尔卡诺夫指挥的圣彼得堡交响乐团协奏下，整个演出自始至终弥漫着令人眩晕的兴奋，郎朗充满活力的击键和无懈可击的技巧让矜持的英国人惊奇不已，他旋风般的演奏中有一种力量，一种明确的感召力，流畅之中流露出和蔼，良好的心理素质使他演奏起来特别的放松。后来，一家权威音乐杂志评论说："这是真正的音诗而不是民间艺人的弹唱，英雄般的气概而非绿林侠气，从他眼花缭乱的技巧中看不到一丝做作，这是一个从百万人中脱颖而出的天才。"

苦难是大自然的计划，经历过苦难考验的人们会对事情做出更充分的准备，把心中的残渣烧掉。因此，我们需要勇敢地拥抱苦难，因为它是生命中的另一种维生素。生命的确需要苦难来洗礼，在这番历练中，你能扛得住，便是成功；你扛不住，便只能平庸。

所以，以一颗进取的心去面对生活，不要抱怨生活给了你多少磨难，不要抱怨生活中有太多的曲折，更不要抱怨生活中存在的不公。当你走过世间的繁华与喧嚣，阅尽世事，你会明白：只有流过血的手指，才能弹出人世间的绝唱。

走出痛苦才能成熟

这个世界上，不是所有的事情都能令人满意，一些必要的挫折会帮助我们长大，痛苦是成长的必然经历，经历过痛苦的蜕变我们的人生才会更加绚丽。

无论你多么不愿意，人生之路就摆在那里，布满了坎坷和荆棘，生活的味道必然酸甜苦辣一应俱全，这一切都需要你去跨越。我们每越过一条沟坎就是一种人生，所经历的挫折、磨难、困惑就是人生的过程。人生百味，缺少哪一种味道都不完整，每一种味道我们都要亲自去品尝，没人可以替代。

其实人生的苦味甚至多于甜味，一个人的降生便是从痛苦开始，而一个人生命的结束，多少也带着些许痛苦。人这一生，就是不断与痛苦抗争的过程，人生的意义，就在于从与痛苦的抗争中寻找快乐。

现代人的确活得挺累，快乐也不那么容易把握，但这种状况谁又能够改变？所以，是痛苦还是快乐，全在你心的裁决。再不顺的生活，微笑着撑过去了，就是胜利。承受，不靠身体，而靠心力。人生何时承受不起，便开始输了。

有个人凑巧看到树上有一只茧开始活动，好像有蛾要从里面破茧而出，于是他饶有兴趣地准备见识一下由蛹变蛾的过程。

但随着时间的一点点过去，他变得不耐烦了，只见蛾在茧里奋力挣扎，将茧扭来扭去的，但却一直不能挣脱茧的束缚，似乎是再也不可能破茧而出了。

最后，他的耐心用尽，就用一把小剪刀，把茧上的丝剪了一个小洞，让蛾出来得可以容易一些。果然，不一会儿，蛾就从茧里很容易地爬了出来，但是那身体非常臃肿，翅膀也异常萎缩，奄拉在两边伸展不起来。

他等着蛾飞起来，但那只蛾却只是跌跌撞撞地爬着，怎么也飞不起来，又过了一会儿，它就死了。

飞蛾在由蛹变茧时，翅膀萎缩，十分柔软；在破茧而出时，必须要经过一番痛苦的挣扎，身体中的体液才能流到翅膀上去，翅膀才能充实有力，才能支撑它在空中飞翔。其实它痛苦的时候，也正是成长的时候，而这个过程却被那个无知的人无情地剥夺。其实我们的人生也是如此，任何一种生存技能的锤炼，都需要经历一个艰苦的过程，任何妄图投机取巧减少努力的行为都是短见的，人世之事，瓜熟才能蒂落，水到才能渠成，与飞蛾一样，人的成长必须经历痛苦挣扎，直到双翅强壮后，才可以振翅高飞。

　　现在你看到了，人生可不是那么容易，总要经历各种各样的磨难和逼迫或者诱惑，不过那又怎样？它们终究击不倒你，反倒会使你变得更强，所以感谢给你苦难的一切吧，感激我们的失去与获得，学会理智，学会释怀，不要消沉于痛苦之中不能自拔，更不能让你爱的人和爱你的人为你担心、因你痛苦。痛苦不过是成长中必然经历的一个过程，如果你没有走出痛苦，那是因为你还没有成熟。

　　翻看一下成功人物的奋斗史你就会发现，每一个优秀的人，都有一段沉默的时光。那一段时光，他们付出了多少努力，忍受了多少孤寂，可不曾抱怨、不曾诉苦，个中心酸只有他们自己知道，但当日后说起时，甚至他们自己都会为之感动。透过这些你便会懂得，成长的过程，必然要伴随着一些阵痛，这是高大和健壮的前奏，在这个过程中，或者百转千回，或者惊心动魄，最终总会让你明白所有的锻炼不过是再次呈现我们还没学会的功课。我们要学着与痛苦共舞，这样我们才能看清造成痛苦来源的本质，明白内在真相。更重要的是，它能让我们学到该学的功课。

吃苦是成功必经的过程

　　人生是需要用苦难浸泡的，没有了伤痛，生命就少了炫彩和厚重。只有在伤口中盛开的花朵，才是陪伴我们默默前行的风景。所以，与其心有余悸，千方百计去躲避，还不如把它雕刻在心灵的石碑上，无须回头，路在你的前面，后面只是你的影子。

　　温室中的花朵，很少能够得到诗人的垂青；贪图安逸的"懒人"，也就只能一次又一次地被人超越。这个世界很公平，你不肯付出，就不要奢望得到成功的眷顾。其实，苦难是一种对人生很有用的经历，因为，它看起来有点像牡蛎，虽然会喷出扰乱我们前途的沙子，但体内却隐藏着一颗颗可以让我们迈向成功的"珍珠"!

有这样一个男人,他在6岁时就跟随父亲在台球房玩耍。生活中,他也唯独对台球情有独钟,常常一个上午就目不转睛地看着别人打台球,甚至有时连吃饭都不记得。父亲发现了他的潜质,为了让他能够更好地练球,便将他送到上海的一家俱乐部进行系统训练。这是他第一次独自离家远行,在上海的两个月里,他不得不为大哥哥们打饭、买烟、洗袜子等,这才打动了大哥哥们,偶尔会教他一些斯诺克技巧。

这次训练回来以后,父亲又带他到广州一家设备最好的桌球城进行专业训练。他和父亲每天晚上挤在桌球房的一个小角落中,那里只有一张小床,晚上他们经常被蚊子咬醒,奇痒无比,抓着抓着便化了脓。为了省钱,他只买几块钱一支的红霉素软膏涂抹。父亲见了,不免心疼,而他只是坦然一笑:"没事。一打上球就全都忘了。"也许,你已经猜到了他是谁,对,他就是被人们称为"神童"的丁俊晖。

神童的确是天才,但天才就是百分之一的天赋,外加百分之九十九的汗水。只是在这百分之九十九的汗水后,谁能懂得天才的付出、天才的辛苦呢?可能只有他自己明白,也只有他自己才品味得出。

生活有时的确很苦,但我们完全可以使它苦得像茶,在苦味之中散发着一缕清香。就像丁俊晖一样,也许对于旁观者而言,他们只看到了他今天的光鲜,但对于他自己来说,这段苦是刻骨铭心的,也正是因为有了这段苦,才成就了他今天的辉煌!

其实,人们最好的成绩往往是处于逆境时做出的。思想上的压力,甚至肉体上的痛苦都可能成为精神上的兴奋剂。在那些曾经受过折磨和苦难的地方,最能长出思想来。所以,很多时候,因为选择的不同,资质上相差无几的人便有了不一样的命运。

我们希望大家都能选择去吃一些苦,因为吃苦是人生成功必经的过程。

幸福中有苦难，生活就是享受与受苦、幸福与悲哀的混合体。吃苦能够增强我们的免疫力，吃多少种苦，我们就会在艰难困苦的环境下获得多少种免疫力。事实上你羡慕今天的那些"大人物"，殊不知当初他们也是"小人物"，只不过吃了别人吃不了的苦，才会成就别人成就不了的事。那些开豪车的人，曾经也可能像你一样骑着自行车穿越马路，至于你能不能成为他们之中的一员，那就要看你对于苦难的态度。

没有苦中苦，哪来甜中甜

人生总是磨难重重，我们谁也别想逃掉，是深是浅都要过，是苦是甜都要喝。但苦难其实并不可怕，挫折也无妨，一切希望都并非没有烦恼，而一切逆境也绝非没有希望。最美的刺绣是以明丽的花朵映衬于暗淡的背景，而绝不是以暗淡的花朵映衬于明丽的背景。人的美德犹如名贵的香料，在烈火焚烧中会散发出最浓郁的芳香。正如恶劣的品质可以在幸福中暴露一样，最美好的品质也正是在逆境中显现的。

有一个小男孩，因为疾病而导致左脸局部麻痹，嘴角畸形，相貌丑陋，还有一只耳朵失聪。

他讲话时不仅嘴巴总是歪向一边，而且还有口吃。为了矫正自己的口吃，小男孩模仿古代一位著名的演说家，嘴里含着小石子苦练讲话。母亲看到儿子的嘴巴和舌头都被石子磨破了，流着眼泪心疼地说："不要练了，妈妈照顾你一辈子。"懂事的小男孩一边替妈妈擦着眼泪，一边说："妈妈，您对我说过，每一只漂亮的蝴蝶，都是在经过痛苦的抗争，冲破了茧的束缚之后才变成的。我就是要在苦练中变成一只美丽的蝴蝶。"

经过日复一日的苦练，小男孩终于能够流利地讲话了。由于他的勤奋和善良，在中学毕业时，不仅取得了优异的成绩，还赢得了同学们的普遍好评。

　　苍天不负苦心人。那年，63岁的他勇敢地参加了加拿大的总理大选。他的对手居心巨测地利用电视广告夸张他的脸部缺陷。然后写上这样的广告词："你要这样的人来当你的总理吗？"但是，这种极不道德的、带有人格侮辱性质的攻击，引起了大部分选民的愤怒和谴责。他的成长经历被人们知道后，赢得了广大选民极大的同情和尊敬。"我要带领国家和人民成为一只美丽的蝴蝶！"他的这个竞选口号深得人心，使他以高票当选为总理，并在换届选举中再次获胜。他就是加拿大第一位连任两届的总理让·克雷蒂安，人们亲切地称他是"蝴蝶总理"。

　　其实，任何不幸、失败与损失，都有可能成为我们的有利因素。生活可以将一个人的志气磨尽，也能让一个人出类拔萃，就看你是怎样的一个人。摆在我们面前的其实也无非就那么两条路——要么行尸走肉；要么精彩地活着！

　　一个倒霉的开端并不意味着一定是个悲惨的结局，事情的结果终究没有确定，又何苦惶惶不可终日呢？或许，多一点心气、多一点斗志，事情的结果就会大不一样。这世界根本就没有过不去的坎。

　　所以希望那些惧怕磨难的、正经历磨难的、已经准备向磨难妥协的人，无论怎样，也不要让自己颓废。如果你的眼睛总盯着自己，就会长不高也看不远；总是喜欢怨天尤人，也会使别人无比厌烦。没有苦中苦，哪来甜中甜？不要像玻璃那样脆弱，而应像水晶一样透明，太阳一样辉煌，蜡梅一样坚强。既然我们想要睁开眼睛享受风中的清凉，就不要再害怕风中细小的微尘。

第九章
经历伤痛，才能把自己打磨成一颗钻石

经历过生活中的不如意，甚至是创伤，就意味着我们获得了一份难得的经验。正因为有过一次次这样的经历，我们才可能在痛的过程中认识到自己的不足、发现自己的缺陷。如果你是一颗钻石，就注定要被打磨。人仅仅经历一次打磨是远远不够的，人的打磨要比钻石复杂得多，不仅包括才能、意志，还包括个性、处世态度等。

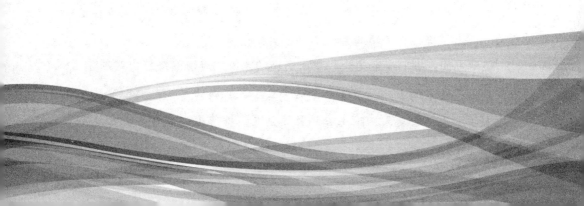

把创伤视为成长的必然

对于每个人来说，挫折和创伤都是人生的一种常态和必然，每个人一生所经历的失败和挫折，往往远远超过我们获得的成功和幸福，我们没有理由逃避和拒绝。鲁迅先生曾经说过，青年"所多的生力遇见深林，可以辟成平地的；遇见旷野，可以栽种树木的；遇见沙漠，可以开掘井泉的。"挫折和伤痛正是我们磨炼心志、得以成长和成熟的机会。

经历过生活中的不如意，甚至是创伤，就意味着我们获得了一份难得的经验。正因为有过一次次这样的经历，我们才可能在痛的过程中认识到自己的不足、发现自己的缺陷。当我们懂得去坦然面对每一次挫折和创伤时，成功已经在向我们招手了。

华罗庚幼年时家境非常贫寒，没有念完初中就被迫辍学在家。辍学之后，他对数学依然保持着浓厚的兴趣，而且更懂得发奋读书。他从一本《大代数》、一本《解析几何》及一本从老师那儿摘抄来的50页的《微积分》开始，迈出了坎坷人生路的第一步。

辍学期间，华罗庚帮父亲打理小店铺的生意。为了能够挤出时间学习，他常常很早就起床了。隔壁邻居早起磨豆子做豆腐的时候，他已经在油灯下看书了。炎热的夏天，晚上会稍显凉爽些，但他很少到外面去乘凉，而是一个人窝在耳边充斥着蚊子嗡嗡声的小店里学习。到了寒冬，他常常把砚台放在脚炉上，一边研墨一边做习题。逢年过节，他也很少去亲戚家里串门走动，只顾埋头在家里读书。

白天，华罗庚在小杂货店里帮父亲干活，没有顾客的时候，他就埋头看书或演算习题。有时做题入了迷，竟忘记了接待顾客。时间一长，父亲很生气，干脆把他演算的草稿纸撕碎，扔到大街上或火炉里。每当这种时候，华罗庚总是拼命地抱住他视之如命的草稿纸，恳求父亲不要烧掉。

和全世界无数的杰出人才一样，华罗庚经历了很多苦难和屈辱，但他把屈辱和苦难当成一块块前进的铺路石，坚毅地走向了成功。

当我们在奋斗中遇到讥讽嘲笑而不为之所动时，我们获得的是耐性和自信；当我们在奋斗中屡败屡战而仍然坚持时，我们获得的是坚定的信念和"行到水穷处，坐看云起时"的豁达；当我们在奋斗中面临各种诱惑而能视富贵如浮云时，我们获得的是一份完美的人格。在人生的征途上，我们难免会遇到困难。倘若我们正确面对，奋力前行，到达目的地时，我们将会收获满满，信心百倍。

莎士比亚曾经满怀深情地对一个失去了父母的少年说："你是多么幸运的一个孩子，你拥有了不幸。"当时这个刚刚失去父母的孩子，正处在孤苦无依的悲惨境地，他充满疑惑地看着这个被人们尊敬的艺术大师，根本无法理解这句话。莎士比亚摸着他的头说："不幸是对人最好的磨炼，是人生不可缺少的经历；因为你清楚地知道失去父母之后，一切就只能靠你自己了。"

这个孩子似乎领悟了什么。40年以后，这个孩子——杰克·詹姆士，成了英国剑桥大学的校长、世界著名的物理学家。

如果我们逃避不了苦难和挫折，那么就让它留下的创伤永远提醒自己，让自己变得更加坚强。与其把不幸视为人生的逆境而抱怨命运的不公，不如把每一次创伤都视为成长的必然。只有经历过刻骨铭心的痛，才能获得对人生更加透彻的认识。失败只会让我们更加成熟，这个世界上没有经历过失败的人，是不存在的。倘若我们可以把挫折、压力、创伤皆处理得宜，就能够充分感受生命的成熟与甘美。

让我们坦然接受自己的成功与失败，调适自己所扮演的角色，既不扬扬自得于顺境，亦不沉湎于逆境的痛苦之中。而要做到这一点并不是件容易的事情。当我们面对人生时，总是要经历快乐和痛苦、悲哀与幸福。成熟是岁月的标记，也是心灵的刻痕。如此你走过人生才会发现，原来创伤也是一种成熟，而成熟就是一种美。

生命因负重而精彩

人人都渴望进步、成长，也知道轻装前进更轻松快捷，却不知道负重前行才能走得更沉稳。

"最丰满的稻穗，最贴近地面。"生活中无数成功的人，无不是负重前行的勇者。我们应当知道，只有让生活背上责任、希望、动力、信念等，才能走得更远，步伐才会更为坚实。

一艘货轮卸货返航时，突然遭遇巨大风暴，就在这个危急时刻，船长果断下令："打开所有空着的货舱，立刻往里面灌水。"往货舱里灌水？水手们惊呆了，往里面灌水，船沉得不是更快吗？这不是自己给自己找麻烦吗？没有人动，大家都疑惑地看着船长。

船长问："你们怎么不听我的命令，难道都要等着葬身大海吗？"一个水手担忧地问："往船里灌水，这是多么危险的举动，这不是自找死路吗？"这时，老船长镇定地说："大家见过根深干粗的树被暴风刮倒过吗？

被刮倒的都是没有根基的小树。"

水手们半信半疑地照着做了。虽然暴风巨浪依旧那么猛烈，但随着货舱里的水位越来越高，货轮渐渐地平稳了。在波涛滚滚的海面上，货轮平稳行进，直到抵达了岸边。

上岸后，船长告诉水手："一只空桶很容易被风打翻，如果装满了水，风是吹不倒的。同理，船在负重的时候，是最安全的，空船其实最危险。"

其实，人又何尝不是如此呢？胸怀大志的人，沉重的责任感时常压在心头，砥砺着人生坚毅的脚步，从岁月和历史的风雨中坚定地走出来。而那些得过且过、空耗时光的人，就像一个没有盛水的空水桶，往往一场人生的风雨就把他们彻底打翻了。

轻松的生活，固然让人羡慕，但是这样的生活容易让人变得懒散，也不会让人有太大的成就。作家米兰·昆德拉曾说："一切重压与负担，人都可以承受，它会使人坦荡而充实地活着，而最不能承受的恰恰是轻松。"一个人如果没有一点压力，松松垮垮、无所事事，就会在闲散中磨去锐气，钝化意志，这样的人生只会有莫名的空虚、寂寞、孤独和忧愁。

罗活活是位传奇女性，她从小没有了父亲，与母亲相依为命。

生活的艰辛过早地让她知道了世间冷暖，也促成了她立志干大事的宏伟心愿，她不停地在心中念叨：命歹才要更努力，好好念书，将来成就一番大事业来报答母亲的养育之恩。

1968年，18岁的罗活活高中毕业后，来到粤东的一个小山村，干起了粗重的农活，但她知道，越是在逆境中，就越要乐观、自信。

罗活活深深地认识到，只有知识才能够改变命运。她挤出一切时间，利用一切条件，最大限度地获取知识。她发誓：有机会一定要考上北大、清华！

恢复高考后，罗活活的大学梦有了实现的机会，但事不凑巧，罗活活那时已为人妻且身怀六甲。考还是不考？这个坚强的女子失眠了。经过激烈的思想斗争，她终于做出了平生第一个最重大的决定：孩子要生下来，大学也要考！考上大学不仅是对母亲最好的回报，也是对自己知识的检验，她把这一切看作带着枷锁的命运彩排。

罗活活挺着9个月的身孕迈进了考场：她要用毅力叩响命运的大门！因为已是临产期，她担心把孩子生在考场上，几门试卷都来不及检查就提前离开了考场。考试结果出来，她没能实现自己的"清华北大梦"，接到的梅县嘉应师专的入学通知书。也许这就是命运，只能尽力争取，不能完全把握。

但学历并没有成为罗活活未来事业发展的障碍。这就是她现在仍特别强调的一个观点：学历并不是最重要的，重要的是不断学习。只要付出辛苦，必将收获知识。

从嘉应师专毕业后，她又考入中山大学深造。毕业后，她回到母校嘉应师专任教，1985年又调到广东省体委的一家杂志社当体育记者。当时的罗活活没有意识到，这段记者生涯为她提供了一个契机，把她推到了人生另一个更广阔的舞台——商界。1986年，香港领带大王、金利来集团公司董事局主席曾宪梓赞助了一次"宪梓杯"足球比赛。作为体育记者，罗活活参与了这一活动并负责夜宵安排和纪念品发放工作。球赛结束后，罗活活把剩余的600元钱和6条领带交还给组委会。对她来说，这是一件再正常不过的事情，但曾宪梓却从中看到了她的品德。而且，通过几天的接触，罗活活过人的组织能力和干练的工作作风都给曾宪梓留下了深刻的印象，尤其当他了解到罗活活的家境之后，更加感觉到此人可用。另外，当时的金利来刚打入内地市场，急需内地的经营人才。于是，曾宪梓力邀罗活活加盟金利来。

这个以坚强著称的女性又一次陷入了矛盾之中，她知道这是一次重大选择，更准确地说，这次选择可能改变她一生的命运。工作没了，何以养家糊口？不去，则辜负了曾宪梓先生的信任。

经过几天激烈的思想斗争，罗活活决定豁出去了，她相信，只要自己肯付出，一定会有回报。1987 年，罗活活正式加盟金利来，出任中国服饰皮具有限公司总经理。后来的事实证明，曾宪梓给了罗活活一个支点，罗活活撬动了整个金利来王国。

从一个以爬格子为业的人，在极短的时间内转变为一名卓越的企业管理者，罗活活的秘诀是 4 个字："从头开始"。一切都是从头开始摸索的，她不仅学习欧美管理学，也从日本的管理学中探索；不管是现代管理学还是传统管理，所有对她有启发、有帮助的，她就一点一点地啃，一点点地弄懂，一点点地虚心向人讨教。

1997 年 10 月，曾宪梓亲笔签署，任命罗活活为金利来集团有限公司总经理。而在两年前，罗活活就获得了"中国经营管理大师"的称号，她是中国唯一获此殊荣的女性管理者。人们羡慕她的荣誉，但是，只有她自己知道，那些成功的光环背后有多少辛勤的付出！

如果你想让自己进步得更快，成长得更稳健，那么不妨多给自己一些压力，多承担一些事务，有目的地锻炼自己。因为负重，你所有的精神都会集中在一点，没有顾盼的时间，你总是急切地渴望成功，没有犹豫的间隙，你唯一需要的是勇往直前，把能做的做好，做到最好。

记住，人生因负重而坚强，生命因负重而精彩。每个生命都是自然界的奇迹，必须把它的能量发挥至极致，才算没白活一回。

恶劣境遇才能经历痛苦的蜕变

经历过痛苦却仍然过得自在满足的人，正在验证着这样一个法则——并非只有顺境才让我们活得更好，我们的人生总是伴随着坎坷，甚至痛苦。正如快乐是幸福的主要成分，但忧愁与遗憾也是幸福的组成部分。有时，只有恶劣的境遇才能迫使我们经历痛苦的蜕变。一个完整的人生，不仅有平平淡淡、无忧无虑，更需要经历痛苦。所以，如何面对痛苦，战胜痛苦，用坚忍的毅力为自己找寻一个新的起点，才是真正的关于人生价值的课题。

海伦·凯勒对此有过精妙的阐述："在获取无比丰富的生命体验的过程中，如果一帆风顺，那我们将失去一些发自内心深处的无上喜悦。只有穿越黑暗幽深的山谷，到达山顶的时候才会欣喜若狂。"

她是一个命运不济的人。大学毕业后，她在伦敦漂泊，靠打零工糊口。一次，她去曼彻斯特寻找大学时的男友，却未能找到，只好乘车返回伦敦。她在火车上闷闷不乐，在40分钟的路程里一直望着窗外一成不变的英格兰乡村发呆、幻想。她是个爱幻想的人。当她看着窗外那可怜的黑白花奶牛时，想到有一列火车载着一个男孩去巫师寄宿学校的情景。突然，一个灵感一闪而过：一个小男孩在得到魔法学校的邀请前，并不知道自己是个巫师。为此，她浮想联翩，兴奋异常。

很可惜，那个6月的晚上她没有带笔，也没有带纸，她很失望，只好闭上眼睛，把浮现在脑海中的每个想法和细节都记住。回到房间后，她迅速潦草地把在火车上想到的写在一个廉价的小本子上。很快，这样的小本子就装满了一鞋盒。这时，她大胆地决定，要写书，要写成7本书！虽然她还是个未出版过作品的作家。

后来，她与葡萄牙的一名记者结了婚。不幸的是，最终丈夫抛弃了她。她带着出生仅4个月的女儿被赶出了家门。她去了爱丁堡，在妹妹的帮助下，靠政府的租房补贴租赁了公寓的一间卧室，并在厨房里完成了第一部作品的手稿。

妹妹对她的作品大为赞赏，给了她很大的鼓舞。更令她稍感欣慰的是，她妹夫的公司在市中心购买了一家叫尼科尔森的咖啡馆，于是她便每天前往。咖啡馆的员工见她一个小时或两个小时才喝一杯咖啡，都很同情她。

也许是命运的某种指引，因为隔一条街有一条路名叫波特路，她把小说的主人公定名为"哈利·波特"。

她每天推着女儿杰西卡出发，走半个小时的路，来到市中心，前往咖啡馆，艰难地登上通往二楼的 20 个台阶，找一个安静的角落，在女儿熟睡的时候，专心写作。

1997 年 6 月，她的第一部作品出版了，一问世就引起了轰动。她就是畅销书《哈利·波特与魔法石》的作者 J.K. 罗琳。她的 7 部系列童话小说，已经被翻译成 63 种语言，在全世界发行了超过 3 亿册，而且 7 本均被改编成电影在全球上映。

《哈利·波特》的品牌价值已超过数十亿美元。她被英国女王伊丽莎白授予帝国勋章，美国《财富》杂志曾评选她进入世界百名财富排行榜，她的收入仅次于飞人迈克尔·乔丹。

罗琳成功了，她最爱说的话就是："人生就是受苦。"尼采说："受苦的人，没有悲观的权利。"是的，把痛苦当做营养，去浇灌坚韧与执着，人生之树就一定会茁壮成长，枝繁叶茂，开花结果。

生活中，不会总是阳光明媚的春天，也会有阴冷的冬天；不会总是晴朗灿烂的日子，也会有淫雨霏霏的季节。在阴冷的冬天，在阴霾的雨季，在寒冷的长夜，我们不能焦躁，不能气馁，更不能放弃，必须默默地等待，默默地忍耐，默默地坚守。只有这样，我们才能走出冬季，迎来春天的鸟语花香；我们才能走出雨季，迎来晴朗的蓝天白云。

厄运会帮助你走上成功之路

生活给予我们每一个人的馈赠，或许是不一样的。有的人会感激生活的恩赐，有的人会控诉生活的残忍。然而，对于那些身处逆境，甚至被命运捉弄的人来说，如何面对生活的"不公平"，如何让自己在与常人不同的人生中也收获幸福和成功，将具有特殊的意义和价值。

或许在生命伊始，很多人的命运就已经悄悄地展开。但不要忘记，上帝为我们关闭一扇门的时候，必然会为我们留一扇窗。海明威曾在他的名著《老人与海》中写道："人生来不是为了被打败的，人能够被毁灭，但是不能够被打败。"是的，命运可以给予人们最初的起点，却无法限定人们的终点。

1882 年，一名女婴因为一场突如其来的高烧差点丧命。虽然她最终保住了性命，却因此留下了后遗症，失去了视力和听力。从此，她便生活在一个无声的黑暗世界中，如同生活在一个暗无天日的牢笼里。

然而，她并不是个向命运低头的人。不久，她就开始利用身体的其他感官来探索周遭的世界了。她紧跟在母亲的身后，形影不离，依靠触摸、嗅觉来感知周围的世界，在很短的时间里就可以自己独立做一些简单的事情，比如挤牛奶或者揉面。她甚至学会了通过触摸他人的脸或者衣服来识别对方。她还可以通过植物散发出的气味和触摸地面来判断自己在花园里的方位。

她在 7 岁的时候，发明了 60 多种不同的手势，并以此来和家人进行交流。比如，她会用切面包和涂抹黄油的动作来表示想要面包，还可以用手搂住自己，做出发抖的样子，告诉家人她想要冰激淋。

她很聪明，也极其敏感。尽管她通过不懈的努力让自己对这个陌生的世界有了一些认识和感知，但她仍旧有很多不足。她在 5 岁的时候，就意识到了自己与其他小孩子的不同。她甚至发现家里人在交流时，并不是和她一样用手势，而是用语言。有时，她会站在正在交谈的两个人中间，用手去触摸他们的嘴唇。她想说话，但无论怎样努力，她都无法让对方明白自己的意思。这使她的脾气开始变得暴躁起来，每当这时她就会在房间里乱跑乱撞，灰心丧气地又踢又喊，来发泄自己的情绪。

随着年龄的增长，她的脾气也越来越大，逐渐变得有些桀骜不驯。如果家人不能理解或者满足她的意愿，她就会大发脾气直到家人顺从。她常常将盘子猛地扔到地上。有一次，她还将母亲反锁在厨房里。面对她的状况，家人在她7岁的时候，给她聘请了一位家庭教师——安妮·沙利文。

安妮很耐心地教她，并且善于发现她感兴趣的事物。时间一长，她的脾气居然温和了许多。在安妮的悉心教导下，她学会了用布莱叶盲文朗读和写作，通过用手指触摸说话人的嘴唇，学会了说话。这对于没有听力的人而言，无疑是个奇迹。

1904年，她以优异的成绩从拉德克利夫学院毕业。她拥有超强的记忆力，更具有令人惊讶的不达目的誓不罢休的坚强毅力。她在大学读书的时候，就创作了《我的生命》，这为她带来了成功的喜悦。

后来，她开始周游全国，四处举行演讲。她的事迹被无数人写进书里，还有一系列以她的亲身经历为题材的影视作品问世。她受邀出国访问，并得到了外国大学和国王授予的荣誉。1932年，她被任命为英国皇家国立盲人学校的副校长。

她就是海伦·凯勒。在她去世后，一个以她的名字命名的组织"国际海伦·凯勒"成了。这个组织的宗旨，是为发展中国家的失明者提供帮助。如今，这个组织已经成为向盲人提供帮助的最大的组织之一。

世界上任何事物都有其存在的价值。厄运是这样，挫折也是这样，它们的存在并不是故意搅乱我们的生活，而是挑剔我们身上的不足，帮助我们走上成功的道路。

苦难能磨炼一个人的意志

苦难是一把双刃剑，从正面意义上来讲，苦难能磨炼一个人的意志，使其变得坚强和伟大。而从负面意义上来讲，在很多情况下，苦难毁坏了人的尊严，伤害了人的心灵，扼杀了天才的创造力。正如巴尔扎克所说："世界上的事情永远没有绝对的，结果完全因人而异。苦难对于天才是一块垫脚石，对于能干的人是一笔财富，对于弱者是一个万丈深渊。"

我们之所以要感谢那些让我们吃苦和受折磨的人，是因为我们可以从正面意义上吸取能量。

这涉及我们如何对待苦难的问题。苦难在一定程度上提升了我们的精神品质，增强了我们自我实现的能力，使我们可以最大限度地摆脱生命的庸碌，激发我们脱离和战胜苦难的斗志。但并不是所有的苦难都能转化为创造的动力，苦难转化为创造的动力是有条件的，其首要条件就是承受苦难的人要有非凡的毅力、超人的心智，以及对自己牺牲较低价值换取更高价值的坚定不移的信念和决心。

即使是在和平年代，日子也不一定好过。很多人都在抱怨生活艰难，网络上曾流传的一篇名为《谁叫我们是80后》的短文特别发人深省：

我们上小学时，上大学不要钱；我们上大学了，上小学不要钱了。我们还没有工作时，工作是分配的；当我们可以工作的时候，撞得头破血流才勉强找到一份饿不死的工作。当我们不能挣钱的时候，房子是分配的；当我们挣钱的时候，却发现房子已经买不起了。当我们没有进入股市时，傻瓜都在赚钱；当我们兴冲冲地闯进股市时，才发现自己成了傻瓜。

是的，生活往往就是这样捉弄人。但正是因为这样，我们才能更深刻地体会到吃苦的价值。正是因为日子难过，我们才更要好好地过。

如何才是好好地过呢？毕淑敏告诉我们，苦难就像感冒，几乎不可避免。

它埋伏在我们前进的拐弯处，不知何时会突袭我们，与我们不期而遇。我们不能取消苦难，只能迎难而上、临危不惧！苦难是一把双刃剑，可以从精神上摧毁我们，也可以把我们锤炼、打磨得更加坚强。对于何时何地会遭遇苦难，我们无法预期，更无力控制，但我们可以选择如何面对！我们可以掌握和控制如何渡过苦难！

　　曾有这样一个"倒霉蛋"，他是个农民，做过木匠，干过泥瓦工，收过破烂，卖过煤球，在感情上受到过欺骗，还打过一场长达 3 年之久的官司。后来，他独自闯荡在一个又一个城市里，做着各种各样的活计，居无定所，四处漂泊，生活没有任何保障。但是在他看来，日子越难过，越要好好过。现在他的模样仍然像一个农民，但是他与乡里的农民有些不同，虽然他也日出而作，但是不日落而息——他热爱文学，写下了许多清澈、纯净的诗歌，每每读到他的诗歌，人们都不禁为之感动，同时为之惊叹。

　　"你这么复杂的经历怎么会写出这么纯净的作品呢？"一个朋友这么问他，"有时候我读你的作品总有一种感觉，觉得只有处于初恋状态的人才能写得出。"

　　"那你认为我该写出什么样的作品呢？《罪与罚》吗？"他笑着问。

　　"起码应当比这些作品更沉重和黯淡些。"

　　他笑了，说："我是在农村长大的，农村家家都储粪种庄稼。小时候，每当碰到别人往地里送粪时，我都会掩鼻而过。那时我觉得很奇怪，这么臭、这么脏的东西，怎么就能使庄稼长得更壮实呢？后来，经历了这么多事，我发现自己并没有学坏，也没有堕落，甚至连麻木也没有，就完全明白了粪便和庄稼的关系。"

　　"粪便是脏臭的，如果你把它一直储在粪池里，它就会一直这么脏臭下去。但是它一旦遇到土地，就和深厚的土地结合，成了一种有益的肥料。对于一个人，苦难也是这样。如果把苦难只视为苦难，那它真的就只是苦难。

但是如果你让它与你精神世界里最广阔的那片土地去结合，它就会成为一种宝贵的营养，让你在苦难中凤凰涅槃，体会到特别的甘甜和美好。"

土地可以转化粪便的性质，人的心灵则可以转化苦难的性质。在这种转化中，每一场沧桑都成了他唇间的美酒，每一道沟坎都成了他诗句的源泉。他文字里那些明亮的妩媚原来是那么深情、隽永，因为其间的一笔一画都是他踏破苦难的履痕。

其实，对于每一个人，苦难都可以成为礼物或是灾难。选择权就掌握在你自己手里。你无须祈求上帝保佑，菩萨显灵。一个人的尊严和非凡之处，就在于不轻易被苦难所压倒，不轻易因苦难而放弃希望，不轻易让苦难占据自己蓬勃向上的心灵，而是踏踏实实地过好每一天。

把自己打磨成一颗钻石

钻石作为世界上最坚硬的宝石，传统的工艺一般只能将它切到 57 面，后来只有少数的工艺大师能够突破这个数字。他们不但技艺超群，而且浑身是胆，否则是没有勇气将一颗钻石推到美的巅峰的。因此，切磨钻石是一项非常艰辛的工作。有人说，是钻石，终究会发光。但事实未必如此，再好的钻石不经切磨，也只是顽石一块。所以，如果你是一颗钻石，就注定要被切割和打磨。

拥有青春的人更应该视自己为一颗等待被完美切磨的钻石。年轻人站在人生的开端，青春绝不是一个削足适履、故步自封的过程，而是一个不断打破模式、百变新生的过程。

一根木头也许雕刻一刀就承受不了了，而一块璞玉则需要雕刻许多刀，才能够呈现出一个完整的层面。对一颗钻石来说，57 刀似乎够了，但恰恰有人切出了 80 多刀，于是一个惊世传奇诞生了；正在人们啧啧赞叹时，又有人切出了 100 多刀，这难道不是更大的奇迹吗？所以，如果你是一颗钻石，就不能将自己当作一块璞玉，更不能把自己当作一根木头，而要根据自己的特质，不断地发现自己、挑战自己，这才是对人生真正负责的态度。

一个年轻人到一家杂志社实习，遇到了一位以要求严格和博学多才而闻名的编辑。年轻人每次交稿时，这位编辑总是一句话："如果你对某一个字的写法没把握，就查字典。"并且规定，年轻人每天都得写一篇文章放进编辑桌上的盒子里。如果哪天没有写，他就敲着桌子说："文章呢？"就这样，日积月累，年轻人的文章一天比一天精彩，后来在写作上取得了很大成就，还参与了美国《独立宣言》的起草。

这位年轻人就是美国著名的科学家、民主主义革命者乔·富兰克林。指点他的那位编辑名叫弗恩。富兰克林一直以一种敬畏和崇拜的心情按照弗恩的严格要求磨砺自己，终于取得了成功。后来，弗恩去世了，富兰克林在整理弗恩的遗稿时，看到了这样一句话："我不是你心目中的那个人。我并不懂写作。每个单词都得查字典，一篇稿子要看上几十遍。我给自己创造了一个权威的形象。你让我教你，我尽量去做，其实多数时候是你自己在打磨自己。"

自己打磨自己？富兰克林简直不敢相信眼前的一切，指点自己写作的权威竟然近似于写作盲！自己的写作才能竟然是自己在一天一篇的积累中打磨出来的！老编辑只不过是对他持之以恒地严格要求而已！当富兰克林再读弗恩的其他遗稿时，才相信他的话句句属实——那些手稿幼稚得令一个作家心碎！

许多事情正是这样：不要对名家或权威寄望太多，人生最重要的是自己打磨自己！如果说岁月是磨刀石，那么一个人的才华就是磨刀石上的那把刀，握住刀柄的磨刀人就是自己。只有不停地磨砺自己，不停地给自己淬火，在勤奋的熊熊炉火中锻打锤炼，才能显现出自己的才华，并最终放射出夺目的光芒。

退一步讲，即便我们永远成不了一颗钻石，如同我们也许永远不可能成为富兰克林式的人物，也并不妨碍我们将一件事情、一项工作、一份事业做成一颗"钻石"。

当然，人的打磨有不同于钻石的地方。人仅仅有第一次打磨是远远不够的，人的打磨要比钻石复杂得多，不仅包括才能、意志，还包括个性、处世态度等。尽管有时经过第一次的打磨，我们便已经超凡脱俗了，但是当我们变成了一个有能力的人的时候，也容易养成自负、傲慢、暴躁和虚荣的性格，锋芒毕露，以至于在生活中处处碰壁。

有个故事说，一个平庸的人去向智者请教如何才能从众人中脱颖而出，智者带着他来到一个铁匠铺，指着一堆铁料给他看：每一块都平凡无奇。接着，智者随意拿起其中的一块交给铁匠，说："给我打一把锋利的短刀！"铁匠拉动风箱，把铁块扔到火中，烧红后又锻打，最后又细细地磨砺了一番，一把短刀便打成了。智者把短刀又扔在那一堆铁料中说："你看，还是原来那一块铁，经过打磨便与众不同了。"

这个人大悟——要想出人头地，必须在磨难中锻炼自己。于是，他拜谢智者，回去后刻苦学习，在逆境中磨砺着自己的锋芒。终于，他超凡脱俗，锋芒锐利。

可惜他没有得意多久，于是又去找智者，说："我现在的能力已远远高出别人，为什么做事还是不那么顺利，而且别人还是处处为难我呢？"智者把他带到水流湍急的小河边，河里有许多石头。智者指着那些石头说："你看，那些有棱有角的石头所承受的水的冲击要比那些圆的石头大得多啊！"他凝思片刻，若有所悟。

由此可见，即便我们拥有了超凡脱俗的能力，仍需要不断完善自己的性格，让自己像卵石一样圆润，才能在生活和工作中得到别人的认可，从而在事业上有所发展。

法国作家玛格丽特·尤瑟纳尔说："我永远也不会被战胜，我只会由于屡屡战胜而被战胜。"这也是如何才能将自己打磨成一颗钻石的奥秘所在。

把苦难踩在脚下才会站得更高

生活中，我们不必刻意祈求苦难的来临，但是它如果来了，我们就要勇敢地面对。因为在人生的旅程中，要么你将困难克服，要么你被困难一点点地打垮。

没有经历饥饿，你便不知道一粒米的可贵，不知道那些被太阳晒黑了皮肤的耕种者的可敬，当然更无从感受饿得头昏眼花或者伸手乞讨的可悲和可怕……

没有受过寒流的抽打，你的血液里、你的胃肠中就不能孕育出抗争的细胞，你必然十分脆弱，容易发抖，容易胆寒，周身缺少足够的热流和火焰来温暖你被冻僵了的脸庞和手指。

没有尝过寄人篱下的滋味，听不到风凉话，看不到冷脸，过多的奉承，会使你养成不健全的性格。

突然某一天，你背靠的大树倒了，你开始失宠，在坑坑洼洼的路上，你绝不可能像别人那样行走自如。

苦，可以折磨人，也可以锻炼人；蜜，可以养人，也可以害人。森林里的松树，经历千百次暴风雨的摧残，不但不会折断，反而愈见挺拔。世上有许多人因为没有经过苦难的磨炼，激发不出体内潜藏着的力量，以致自身的才能得不到淋漓尽致的发挥。只有努力奋进，才能帮助人们成功，获得自己内心渴望的东西。

在克里米亚的一次战斗中，有一枚炮弹击中一个城堡后，毁灭了一座美丽的花园。就在那个炮弹砸下的深穴里，竟源源不断地流出泉水来，后来这里竟然成了一个长久不息的著名喷泉。同样，不幸与苦难也会将我们的心灵炸破，而在那炸开的缝隙里也会时刻流出汩汩清泉。

许多人不到丧失一切、穷途末路的地步，就无法发现自己的力量，有时灾祸的折磨反而促使人们发现真实的自己。困难与障碍，就像凿子和锤子，能把生命雕琢得更加美丽动人。

一旦雏鹰能起飞，老鹰便会立即将它们驱出巢外，让它们在空中做飞翔锻炼。而雏鹰只有经过这种锻炼，才会凶猛敏捷，才能做追逐猎物的高手。

火石不经摩擦，就不会发出火光；同样，人不遇磨难，体内蕴藏的力量也将永远不会发挥出来。

富兰克林·罗斯福从哈佛大学毕业后不久，便正式开始了政治生涯。他于1909年参加纽约州参议员竞选并获胜，继而于1912年积极为威尔逊获得民主党总统候选人的提名及竞选总统出力奔走。威尔逊当选为总统后，罗斯福被任命为海军助理部长。1914年7月，第一次世界大战爆发，罗斯福请假3周，与民主党党阀支持的詹姆斯·杰拉尔德竞争联邦参议员职位，结果党内提名失败。1920年，在总统选举中，他被任命为民主党副总统候选人，结果被共和党候选人柯立芝击败；同年，他回到纽约重操律师旧业，暂时退出政坛，积蓄力量，准备东山再起。

就在这时，一场意外的灾难降临到了罗斯福的头上。1921年8月10日，罗斯福在他的海滨别墅扑灭了一个小岛上的一场林火后，汗流浃背地跳入芬地湾游泳，不幸患上了脊髓灰质炎。一场严峻的考验摆在了39岁的罗斯福面前，它比生死的考验更为残酷，也更叫人难以忍受。

开始，罗斯福还竭力使自己相信病情能够好转，但实际情况却在不断恶化。他的两条腿完全不管用了，瘫痪的症状在向上身蔓延。他的脖子僵直，双臂失去了知觉，最后膀胱也暂时失去了控制，每天导尿数次，每次都痛苦异常。他的背和腿疼痛难忍，好像牙痛放射到全身，肌肉像剥去皮肤暴露在外的神经，稍一触动就痛得撕心裂肺。

但最让他忍受不住的还是精神上的折磨。他从一个有着"光辉前程"

的年富力强的硬汉，一下子变成一个卧床不起、事事需要别人照料的残疾人，真是痛苦极了。但罗斯福忍受着痛苦的煎熬，以平时轻松活泼的态度和妻子埃莉诺开玩笑。他理智地控制着自己，绝不把自己的痛苦、忧愁传染给妻子和孩子们。他不允许别人把自己得病的消息告诉他那正在欧洲的母亲，以免母亲牵肠挂肚。

苦难可以压垮一个人，也可以造就一个人，关键在于选择什么样的态度去面对苦难。罗斯福面对病痛是乐观而镇静的，虽然这样做并不能使他遭受的苦痛减轻，但是，乐观的态度使他又像从前那样生气勃勃了。他仍卧床不起，但他相信这场病过去之后，他定能更加胜任他所要担当的角色，重新返回政治舞台。

他按照医生的嘱咐进行艰苦的锻炼，为了使两腿伸直，他不得不打上石膏。每天他都好像在中世纪的酷刑架上一样，要把两腿关节处的楔子打进去一点，以使肌腱放松一些。这个曾被看成是花花公子的人身上蕴藏着极大的勇气，所以不久就出现了病情好转的迹象——他的手臂和背部的肌肉逐渐强壮起来，最后终于能坐起来了。

为了重新走路，罗斯福叫人在草坪上架起了两条横杠，一条高些，一条低些。每天他接连几个小时不停地在这两条杠子中间挪动身体。他给自己定的第一个目标就是走到离斯普林伍德1／4英里远的邮政街。每天他都挂着拐杖在公路上蹒跚着向前走，争取比前一天多走几步。他还让人在床正上方的天花板上安装了两个吊环，靠这两个吊环坚持锻炼。到第二年开春，他已经日见好转，甚至能够到楼下在地板上逗孩子们玩，或者在图书馆的沙发上接见客人。

1932 年又是总统选举年。民主党由于上届总统选举失败，迫切需要罗斯福出来竞选，以重振士气。罗斯福表示："在甩掉丁字形拐杖走路以前，我不想竞选。"但他决定出席民主党全国代表大会，以发出他本人重新返回政界的信息。在儿子的协助下，他挂着拐杖走上讲台，这时，全场响起了雷鸣般的掌声。他的讲话受到了与会代表的热烈欢迎。

罗斯福最终赢得了这次选举，他的胜利在于他那非凡的毅力和超人的意志。苦难并没有使他绝望，相反，他坚强地"站"了起来，"走"了出来，并最终得到了民众的一致认可。更值得关注的是，他是美国历史上唯一一位蝉联四届的美国总统。

把苦难踩在脚下，你才会站得更高。生命就是这样一次次蜕变的过程。唯有经历各种各样的磨难，才能增加生命的厚度。一个人的成长过程，恰似蝴蝶破茧的过程，我们在痛苦的挣扎中，意志得到锻炼，力量得到加强，心智得到提高，生命在痛苦中得到升华。当从痛苦中走出来时，就会发现，我们已经拥有了飞翔的力量。

第十章
克服自卑，自信是内心强大的驱动力

　　自卑是一种消极的自我评价或自我意识。一个自卑的人往往过低评价自己的形象、能力和品质，总是拿自己的弱点和别人的强处比，觉得自己处处不如人，在人前自惭形秽，从而丧失自信，悲观失望，不思进取，甚至沉沦。

自己选择的路，"跪着"也要走完

在我们的漫漫人生路上，并非不可能一帆风顺，但这样的生活是否符合我们的期待？风平浪静固然是一种安逸的生活状态，但若从未见过风浪，又怎么可能体会到这种平静的喜悦。

"宁愿经历无数次的失败，也不要规规矩矩过一辈子，就算跌倒，也要爬起来拍拍身上的土，豪迈地笑！"在仅此一次的人生中，如果一辈子就这么浑浑噩噩地过去，那人生又有何意义？我们赤裸裸地来到这个世上，如果就这么赤裸裸地回去，难道真的只是做这个世界的一个过客？

当我们带着躁动的心，满怀激情地走上我们目标的旅途，那么，我们就应当勇于面对那遍布的荆棘、无尽的坎坷，在自己选择的道路上，就算是"跪着"也要走完。

那遍地的绿草，经历过多少次风吹雨打，体验过多少次踩踏糟践，但它们仍然勇敢地冒出一抹青色。没有一株小草愿意永远埋在土里，为了见到这绚烂的阳光，为了展现自己的色彩，它们总是在生长。

你不勇敢，没人会替你坚强。

梁新宇高考失利后，只进入一个工程类专科学校，但这并非他的期望。于是，在专科学习的两年间，梁新宇完成"专升本"的考试，进入一所有

158

名的本科院校。经过六年的苦读，梁新宇得以走出小镇里阴暗的车间，能够走进上海的明亮的办公室。

梁新宇对此十分满足，日子一天一天地过着，但他的内心却又开始空落起来：在上海这样一个城市，一所不错大学的本科毕业生，又有什么可自豪、可满足的呢？

随着生活的日趋稳定，梁新宇的内心却越发躁动。直到这年五月，公司进来了两名新同事，其中一位已经毕业近一年，却没有多少就业经验。但半个月之后，这位同事就离开了公司，因为她拿到了研究生录取通知书——她本已对此无望。

梁新宇躁动的内心突然找到了方向。考研，他并非未曾想过，但他深知自己距离考研的差距，更何况已经就业两年多，自己是否能够再次承受住学习的艰辛？于是，他将这个想法深深埋在心底，但看到那位同事离职时的喜悦，考研的想法又冒了出来。

在与家人的沟通中，家人都表示："你工作已经稳定下来，为什么不继续做下去呢？"询问朋友的意见，朋友则直接吐槽："你都这把年纪了，受不了考研的苦的。"虽然没有得到亲友的支持，但在一个月之后，梁新宇终于决定——考研！

他也明白自己当时的状态，距离考研成功很远。因此，他并未将目标放在第二年的考试，而是定在了第三年，希望自己在这一年半的准备中，赢得更多的可能。

从那时开始，梁新宇开始背英语单词，对于一个已经工作两年多的人来说，这是最艰难的事情，但也是考验的起点。在早晨拥挤的地铁上，梁新宇听着英语单词，如果有幸得到座位，他就会打开手机背单词。

下班的路上和业余时间，梁新宇全身心地投入考研的准备当中，抓紧一切时间看书备考。期间与亲朋的联系中，家人一直提醒他不要忽视了工作，而朋友则直接笑道："哟！还没放弃呢。"

梁新宇答应了家人的提醒，回应着朋友的调笑，但当时间进入第二年上半年，梁新宇开始感到巨大的压力：再这样在职备考，半年后的考试一定不会有结果，只有辞职专心备考，才能有那么一些希望。然而，自己真的要如此决绝地投入考研当中吗？

几番挣扎中，在同事们不解的眼神中，梁新宇终究递出了辞呈。此后半年间，梁新宇将所有的精力都投入备考中，过去不甚理解的知识，也终于一点点烙印在他的脑海中。

等到考试结束，梁新宇看着镜子中的自己，突然不知何时已经瘦了整整一圈。但考试结束只是一个阶段性的结束，在接下来的四个月间，等待分数线和复试的时间，更加让人煎熬。

如今，当梁新宇再次坐在教室的窗边，感受着窗外的暖暖阳光，内心满满都是感怀。梁新宇还记得自己拿到通知书的那一天，家人为自己高兴，但更多的是还是对自己前途的叮嘱，朋友们则纷纷发上一句"你小子行啊"……

人生是我们自己的，过得好不好也全在于我们自身。坚强起来，勇敢起来，努力去追逐属于我们的幸福。如果我们看不清未来的走向，担忧一时的困苦，那么，放下这些迷茫与担忧，勇敢地踏出第一步，专心地低头做事，等到我们再次抬起头来，我们将会看到不一样的天空。

勇敢地追逐梦想，勇敢地享受寂寞，勇敢地在千篇一律的生活里活出自己的模样；遇到暴风雨，就站成一棵屹立不倒的树，遇到灵魂伴侣，就敢于付出敢于去爱，跌入生活的谷底，就拍拍身上的灰尘，勇敢地站起来。为自己勇敢，为自己坚强，为自己书写一段美好的人生故事。

自信的态度决定人生的高度

自信，是指凡事对自己持相信和肯定的态度，以"我能"为信念，是一种积极的心理状态和可贵的进取精神。人的一生是曲折坎坷的，在追求学业和事业的路上，更不会事事如意、一帆风顺，而自信正是黑暗中的一盏灯、风浪中的一面帆，是登山的云梯、渡水的小舟，它给人通往成功的勇气和希望。在现实生活中，自信是大力之神，它有一股神奇的魔力，可使弱者变强，强者更强。

物理学家丁肇中在 1972 年担任麻省理工学院教授时，提出制造新探测器以寻找新粒子的想法，却被物理学界认为是"妄想"而遭到了公开批评。但丁肇中很自信，他带领实验组进行了长达十年的艰苦实验，终于证明确实有一种新粒子存在，从而获得了诺贝尔奖。显而易见，是自信为丁肇中照亮了成功之路，在别人认为不可能时，他相信自己，确认自己设想的正确性，正是凭着这样一股子干劲儿和韧性，他最终获得了殊荣。

一位名人说："我们对自己抱有信心，将是别人对自己萌生信心的绿芽。"由此可见自信是多么重要！我们的自信能直接奠定我们在别人心目中的地位，在很大程度上改善我们的人生处境，从而提升我们的人生价值。

有一位女歌手，第一次登台演出，内心十分紧张。想到自己马上就要上场，面对上千名观众，她的手心都在冒汗："要是在舞台上一紧张，忘了歌词怎么办？"越想，她心跳得越快，甚至产生了打退堂鼓的念头。

就在这时，一位前辈笑着走过来，随手将一个纸卷塞到她的手里，轻声说道："这里面写着你要唱的歌词，如果你在台上忘了词，就打开来看。"她握着这个纸卷，像握着一根救命的稻草，匆匆上了台。也许因为有那个纸卷握在手心，她的心里踏实了许多，她在台上发挥得相当好，完全没有失常。

她高兴地走下舞台，向那位前辈致谢。前辈却笑着说："是你自己战胜了自己，找回了自信。其实，我给你的，是一张白纸，上面根本没有写什么歌词！"她展开手心里的纸卷，果然上面什么也没写。她感到惊讶，自己凭着握住的一张白纸，竟顺利地渡过了难关，获得了演出的成功。

"你握住的这张白纸，并不是一张白纸，而是你的自信啊！"前辈说。

歌手拜谢了前辈。在以后的人生路上，她就是凭着握住自信，战胜了一个又一个困难，取得了一次又一次成功。

没有自信，便没有成功。自信对成功尤其重要，是人们事业成功的阶梯和不断前进的动力，同时自信又是积极向上的产物，也是积极向上的力量。一个获得了巨大成功的人之所以能成功，首先是因为他自信。古往今来，有许多失败者之所以失败，究其原因，不是因为无能，而是因为不自信。自信，使不可能成为可能，使可能成为现实；不自信，使可能变成不可能，使不可能变成毫无希望。

在许多伟人身上，我们都可以看到超凡的自信心。正是在这种自信心的驱动下，他们敢于对自己提出更高的要求，并在失败中看到成功的希望，鼓励自己不断努力，从而获得最终的成功。

小泽征尔是世界著名的交响乐指挥家。在一次世界优秀指挥家大赛的决赛中，他按照评委会给的乐谱指挥演奏，敏锐地发现了不和谐的声音。起初，他以为是乐队演奏出了错误，就停下来重新演奏，但还是不对。他觉得是乐谱有问题。这时，在场的作曲家和评委会的权威人士坚持说乐谱绝对没有问题，是他错了。面对一大批音乐大师和权威人士，他思考再三，最后斩钉截铁地大声说："不，一定是乐谱错了！"话音刚落，评委席上的评委们立即站起来，报以热烈的掌声，祝贺他大赛夺魁。

原来，这是评委们精心设计的"圈套"，以此来检验指挥家在发现乐谱错误并遭到权威人士否定的情况下，能否坚持自己的正确主张。前两位参加决赛的指挥家虽然也发现了错误，但终因随声附和权威们的意见而被淘汰。小泽征尔却因充满自信而摘取了世界指挥家大赛的桂冠。

有没有决心和信心，这是做事情能否成功的前提条件。古人云："疑事无功，疑行无名。"缺乏决心和信心的人，往往优柔寡断，常常错失良机。自信是成功的第一步，一个人如果对自己所从事的工作没有自信，那么，他就会连一点小困难也克服不了。俄国大诗人普希金说："大石拦路，勇者视为进步的阶梯，弱者视为前进的障碍。"只要相信自己的力量，树立必胜的信心，尽自己最大的努力，就一定会获得成功的。

自信赐予人成功的力量，使人能在荆棘中开辟一条坦荡之路，在暴风雨中固守一片鲜花盛开之地。诚然，事业上的成功是由多方面因素促成的，但自信却是成功者必备的特质。

相信自己就一定能赢

相信自己，是对自己的充分肯定，是对自己能力的赞同。一个连自己都不相信的人，又能相信谁呢？

"坚定不移的信心能够移山"是人生最实用的成功经验。在我们的生活中，真正相信自己能移山的人并不多，而真正移山的人就更少了。

虽然我们无法靠希望实现自己的目标，更无法靠希望移动一座山。但只要我们有信心，我们就能移动一座山。只要我们相信自己能成功，我们就会赢得成功。

一次，一位演讲家在某市政大厅的商界会议上演讲。演讲结束后，他站在台上同与会人聊天，这时有人走到他身边，此人的态度十分奇怪，他问演讲家："我可否跟你谈一件对我来说很关键的事情？"

他说："我到这儿来是为了处理很关键的一笔生意。要是成功了，这辈子我就不用担心了。但要是失败，那么我这一生也就全完了。"

演讲家建议他放轻松点，没有什么会决定他的一生的。可以成功当然好，可失败了，明天还是有光明的。

此人垂头丧气地说："我对自己很没信心，可以说是一点自信都没有。我不相信我可以谈成这笔生意，由此我很烦闷。"他说："实际上，我已经快沉下去了。我都40岁了，我一辈子都被自卑感折磨着，因为没有自信而痛苦一辈子。听到你今晚的演讲——积极思考的力量，我想问一下，如何才能找回我的信心？"

演讲家说："有两步，第一，你要明白为何你会有这种无能为力的感觉，花上一点时间去分析一下。我们必定要像医生看病一般，找出我们生活中不好的地方。我们不可能马上找到问题的所在，所以不能一下子将问题全部解决，要长时间地治疗。不过如果你有立刻的需要，现在我教你第二步，会对你有所帮助。"

"今晚你走路回家时，你口中念着我待会儿告诉你的词句。"演讲家接着说，"到你上床之后，再念几遍。明早醒来，再念上三遍。去开那个关键会议的路上，再说上三遍。念时，你要充满信心，如此你会得到十足的力量与能力来解决这个问题。待一会儿我们能够一起来分析一下你。"

接下来演讲家教那个人对自己说："凭借上天所赐的能量，我能应对所有。"

他并不是很熟悉这一句话，因此演讲家给他写在了一张卡片上，要他大声念三遍。

演讲家看着他直起胸膛，走入夜幕。刚才还是个可怜的小人物，现在他所呈现出的一切，却让人感到信心已在他的内心生根发芽了。后来此人告诉演讲家，就是那简单的一句话让他创造了奇迹。

现如今他不再消极，反之，他已经是一个拥有真正自信心的人了。这就是信心的力量。如果我们认为并且相信自己能够更进一步，那么成功的可能性就更大。

相信自己是一种心境，有信心的人不会在转瞬间就变得消沉沮丧。而没有信心的人，在遇事时，通常也就否定了自己的能力，放弃了让自己成功的机会。所以，我们可以相信，坚持心理上积极的自我暗示，就会使自己变得自信主动，有生气、有活力、有创造。

有人问美国橄榄球教练杰米·约翰逊，是怎么把达拉斯牛仔队这个烂摊子改造成一支战无不胜、无坚不摧的超级杯冠军队的，约翰逊说："相信自己能赢，就一定能赢。"他还举了一个现实生活中的例子。

他说："几年前，得克萨斯技术大学一位叫阿尔伯特·金的研究生做过一个试验。他召集了一帮劳工，办了一个电焊培训班。金告诉教电焊的老师，班上某某等人具有电焊天赋，是好苗子。其实，金只是随便点几个人的名字而已，他自己对这些工人的才能一无所知。但是，老师却把金的话记在心里。他真的把那几个人当做好苗子，经常用肯定和鼓励的语言促其上进，并明确无疑地对其寄予很高的期望。结果，培训班结束后，那些最初被金点过名的人真成了班上的佼佼者。"

约翰逊又说："我不论是把一个球员当做一个胜利者看待，还是将整个球队看作一支冠军队，又或者是将教练助理视为甲级队中最聪明、最勤奋的教练助理，关键是我树立起了球队的自信，这才是我们赢的真正动力。"

相信自己能赢，就一定能赢！这就是约翰逊仅经过短短的四个赛季就把一支失魂落魄的橄榄球队塑造为全美超级杯冠军队的秘诀。

相信你自己就是要对自己的能力有绝对的信心。要是你对自己的能力没有信心，那么你就不会获得成功与快乐。反之，只要你拥有自信心，你就会很快获得成功。要是你不相信自己的能力，难以克服自己的自卑，它就会阻碍你赢得成功，只有相信自己才能带你走向成功道路。请牢记：态度决定所有！相信你自己，释放你伟大的潜能吧！

没有信心将一事无成

一个人要想得到胜利女神的眷顾，首先就得向她展现你无比强大的内心——自信。你要敢于对自己说："我行！我坚信自己！我是一个内心强大的人！"

无数事实证明，正是信心使人们的力量倍增，更使人们的才能倍增。而如果没有信心，你将一事无成。即使是一个强有力的人，一旦他对自己或对自己的才能失去信心，那他就会被迅速地剥夺一切力量，变得不堪一击。

信心使你坚信自己终会成功，信心能开启守卫生命真正源泉的大门。正是借助于信心，你才能发掘伟大的内在力量。你的人生是辉煌还是平庸，是伟大还是渺小，与你的信心有很大关系。

许多人不相信他们的信心，因为他们不知道信心为何物。他们把信心混同于幻想或想象。信心是一种精神或心理能力，这种东西不能被猜测、想象或怀疑，但能被感知，信心能洞悉全部人生之路。

信心能提升一个人，对人们的理想也有十分重大的影响。信心能使我们站得高，看得远，能使我们站在高山之巅眺望远方，看到充满希望的大地。信心是"真理和智慧之光"。

信心能使人力量倍增，使你能充分施展自己的才华。信心是一切时代最伟大的奇迹制造者。凡是能增强你自信心的东西都能增强你的力量。

世界上成就斐然者的显著特征是，他们无不对自己充满极大的信心，他们无不相信自己的力量，他们无不对人类的未来充满信心。而那些没有做出多少成绩的人的显著特征则是缺乏信心，正是这种信心的丧失使得他们卑微怯懦、唯唯诺诺。

坚定地相信自己，绝不容许任何东西动摇自己有朝一日必定会在事业上取得成功的信念，这是所有取得伟大成就的人士的基本品质。

你一定不会想象这样的一个人竟然是台湾家喻户晓的画家、台湾十大杰出青年奖章的获得者——黄美廉，一位自小就患脑性麻痹的病人。

黄美廉出生在台南，出生时由于医生的疏忽，造成她脑部神经受到严重的伤害，以致面部、四肢肌肉都失去正常功能。当时她的父母抱着身体软软的她，四处寻访名医，结果得到的都是无情的答案。她不能说话，嘴还向一边歪着，口水也止不住地往下流。

六岁时，她还无法走路。妈妈听说患有脑性麻痹者到二三十岁时仍在地上爬，妈妈无法想象她的未来，绝望地想把她掐死，再自杀。脑性麻痹夺去了她肢体的平衡感，也夺走了她发声讲话的能力。从小她就活在肢体不便及众多异样的眼光中，她的成长充满了血泪。

然而她没有让这些外在的痛苦击败她内在的奋斗精神，她昂然面对一切的不可能，终于在1993年获得了加州大学艺术博士学位，她用她的手当画笔，以色彩告诉人"寰宇之力与美"，并且灿烂地"活出生命的色彩"。

一个残疾人，能够取得如此辉煌的成就，可以说是她发自心底的自信激发了她的才能，使她获得了成功。

信心是每一项成就的伟大领航者。信心给我们指明了通向成功、走向辉煌的道路。信心是知晓一切的能力或本能，因为它看到了人们身上的发展前途。在敦促我们成就大业方面，信心绝不会有丝毫犹豫，因为信心看到了我们身上那种能成就大业的潜能。

信心能促使我们去行动。信心是一个向导，它帮我们开启紧闭的大门，它能看到障碍背后的光明前景，它帮我们指点迷津，而那些精神能力稍差些的人是看不到这条光明大道的。

一个人犹如一条船，理想是帆，信心是桨，船长是自己，只要扬起帆，划起桨，成功就会在彼岸欢迎你。有信心的人可以化渺小为伟大，化平庸为神奇，会产生奋斗的勇气和力量。

内心强大就能克服自卑

自卑是一种消极的自我评价或自我意识。一个自卑的人往往过低评价自己的形象、能力和品质，总是拿自己的弱点和别人的强处比，觉得自己处处不如人，在人前自惭形秽，从而丧失自信，悲观失望，不思进取，甚至沉沦。

爱尔默·托马斯曾任美国国会参议员，他小的时候是一个很自卑的孩子。比起同年龄的少年，他不但长得太高了，而且瘦得像一支竹竿。他除了身体比别人高之外，在棒球比赛或赛跑等方面都不如人。同学们常取笑他，封他一个"马脸"的外号。但是托马斯的自我意识极强，不喜欢见任何人，又因为住在农庄里，离公路很远，碰不到几个陌生人，所以平常只见到他的父母及兄弟姐妹。

托马斯说："如果我任凭自卑占据我的心灵，我恐怕一辈子也无法翻身。一天 24 小时，我随时为自己的身材自怜，别的什么事也不能做。我的尴尬与惧怕实在难以用文字形容。我的母亲了解我的感受，她曾当过学校教师，因此告诉我，'儿子，你得去接受教育，既然你的体能状况如此，你只有靠智力谋生。'"

但是，不久以后发生的几件事帮助托马斯克服了自卑感。其中有一件事带给了他勇气、希望与自信，改变了他今后的人生。这些事件的经过如下。

第一件：入学后八周，托马斯通过了一项考试，得到一份三级证书，可以到乡下的公立学校授课。这是他有生以来，除了他母亲以外，第一次证明别人对他有信任。

第二件：一个乡下学校以月薪 40 美元的工资聘请他去教书，这更证明了别人对他的信心。

第三件：领到第一张支票后，他就到服装店买了一套合身的服装。

第四件：参加集会上的演讲比赛。这是他生命中的转折点。当时对他来说，连单独跟一个人说话的勇气都没有，更何况是面对很多人。但是在他母亲的坚持下，他还是报名了，并且为这次演讲做了精心的准备。为了把演说内容记熟，他对着树木与牛群演练了上百遍。结果大出他本人的预料，他得了第二名，并且赢得了一年的师范学院奖学金。

后来托马斯在回忆自己的人生历程中，还不止一次说过："这四件事成为我一生的转折点。"

自卑是自己为自己设置的障碍，只有建立自信，跨越这道门槛，自卑者才能集中精力和斗志去从事自己的事业，开始一种新的生活。所以我们一定要征服畏惧，战胜自卑。建立自信最快、最有效的方法，就是去做自己害怕的事，直到获得成功。具体方法如下：

（1）学会微笑。许多人都知道笑能给人自信，它是医治信心不足的良药。但是仍有许多人不相信这一套，因为在他们恐惧时，从不试着笑一下。

真正的笑不但能治愈自己的不良情绪，还能马上化解别人的敌对情绪。如果你真诚地向一个人展颜微笑，他就会对你产生好感，这种好感足以使你充满自信。

（2）用行动证明自己的能力与价值。其实，看一个人有没有价值，根本用不着进行什么深奥的思考，也用不着问别人，有人需要你，你就有价值，你能做事，你就有价值。因此，你可以先选择一件自己最有把握也有意义的事情去做，做成之后，再去找一个目标。这样，每一次成功都将强化你的自信心，弱化你的自卑感，一连串的成功则会使你的自信心趋于巩固。

（3）昂首挺胸，快步行走。许多心理学家认为，人们行走的姿势、步伐与其心理状态有一定关系。懒散的姿势、缓慢的步伐是情绪低落的表现，是对自己、对工作以及对别人不愉快感受的反映。那些遭受打击、被排斥的人，走路都拖拖拉拉，缺乏自信。步伐轻快敏捷，身姿昂首挺胸，会给人带来明朗的心境，会使自卑逃遁，自信滋生。

（4）睁大眼睛，正视别人。眼睛是心灵的窗口，一个人的眼神可以折射出性格，透露出情感，传递出微妙的信息。不敢正视别人，意味着自卑、胆怯、恐惧；躲避别人的眼神，则折射出阴暗、不坦荡的心态。所以，正视别人，是积极心态的一种反映，是自信心的象征，更是一个人魅力的展示。

（5）转移注意力。不要老关注自己的弱项和失败，而应将注意力和精力转移到自己最感兴趣、也最擅长的事情上去，从中获得的乐趣与成就感将强化你的自信，驱散自卑的阴影，从而缓解你的心理压力和紧张。

信念是强大的精神力量

信念是人对于生活中某些观念抱有坚定的确信感和深刻的信任感的意识倾向。例如，人们对于像"人定胜天""正义必胜"等观念的坚定确信，就是人们的一些信念。信念不仅是一种认识活动，而且通常是充满感情的。

人人都想要成功。每一个人都想要获得一些美好的事物。在这个世界上每天都有人开始新的工程，他们都希望能登上最高阶层，享受随之而来的成功果实。但是他们中的绝大多数都没有必胜的信念，因此他们就无法达到顶点。也因为他们相信自己达不到，以至于找不到登上巅峰的途径，他们的作为只能停留在一般人的水平。

在成功之前，我们必须相信自己有能力成功。信念的力量在成功者的足迹中起着决定性的作用，要想事业有成，就必须拥有无坚不摧的信念。

罗杰·罗尔斯是美国纽约州历史上第一位黑人州长。他出生在纽约声名狼藉的大沙头贫民窟。这里环境肮脏，充满暴力，是偷渡者和流浪汉的聚集地。在这儿出生的孩子，耳濡目染，他们从小逃学、打架、偷窃，甚至吸毒，长大后很少有人从事体面的职业。然而，罗杰·罗尔斯是个例外，他不仅考入了大学，而且成了州长。

在记者招待会上，一位记者对他提问："是什么把你推向州长宝座的？"面对三百多名记者，罗尔斯对自己的奋斗史只字未提，只谈到了他上小学时的校长——皮尔·保罗。

1961 年，皮尔·保罗被聘为诺必塔小学的董事兼校长。当时正是美国嬉皮士流行的时代，他走进大沙头诺必塔小学的时候，发现这儿的穷孩子比"迷惘的一代"还要无所事事。他们不与老师合作，旷课、斗殴，甚至砸烂教室的黑板。皮尔·保罗想了很多办法来引导他们，可是没有奏效。后来他发现这些孩子都很迷信，于是在他上课的时候就多了一项内容——给学生看手相。他用这个办法来鼓励学生。

当罗尔斯从窗台上跳下来，伸着小手走向讲台时，皮尔·保罗说："我一看你修长的小拇指就知道，将来你是纽约州的州长。"当时，罗尔斯大吃一惊，因为长这么大，只有他奶奶让他振奋过一次，说他可以成为五吨重的小船的船长。这一次，皮尔·保罗先生竟说他可以成为纽约州的州长，着实出乎他的意料。他记下了这句话，并且相信了它。

从那天起，"纽约州州长"就像一面旗帜，罗尔斯的衣服不再沾满泥土，说话时也不再夹杂污言秽语。他开始挺直腰杆走路，在以后的四十多年间，他没有一天不按州长的标准要求自己。51 岁那年，他终于成了州长。

在就职演说中，罗尔斯说："信念值多少钱？信念是不值钱的，它有时甚至是一个善意的欺骗，然而你一旦坚持下去，它就会迅速增值。"

信念是强大的精神力量，人有了坚定的信念，就能精神振奋、克服困难，甚至生命受到威胁，也不轻易放弃内心信念。

信念是一切成功和奇迹的源泉。如果我们在做任何事之前，没能树立起一个坚定的信念，只是一味地采取消极的态度，告诉自己这也无法实现那也不可能做到，恐怕我们的人生就这样失败了。

信念是一种力量，支撑着你的生命，带给你无限希望。坚定地义无反顾地按照自己的理想和信念，坚持不懈走下去，表面上看去似乎是只知道埋头拉车不知道抬头看路，最终却抵达了人生的辉煌顶峰。

第十一章
拥有快乐，才能深刻领悟人生的真谛

　　人生路不可能一帆风顺，痛苦和挫折在所难免，我们要坚持积极、乐观地迎接生活的每一天。用微笑面对困难，我们会变得更加坚强。微笑面对生活，生活会更有滋味，人生会更加丰富多彩。生命是美丽的，生活是美好的，只要我们笑对生活，就能深刻领悟人生的真谛，就能谱写人生华丽的乐章。

快乐是一种生活态度

快乐是一种习惯，是一种发自内心的情感，是一种清澈而美妙的内心感受。庄子认为：生命本应是乐天而无欲的，真正的快乐是生命本性的自然流露，来源于自己精神的内部，而不被外物所影响。

快乐的人生才是成功的人生。拥有良好的心境会感到活着是美好的，但只有理解了快乐的真谛，才可能真正快乐起来。

快乐是一个过程，是一种顺其自然的经历。当快乐的情绪来到面前时，就应该去珍惜它，不要因为寻找快乐而失去快乐。愚人向远方寻找快乐，智者则在自己身边培养快乐。快乐就在你我身边，停下匆匆的脚步，细细享受，快乐早已将你我紧紧拥抱。

快乐的心情是简单的。快乐不需要太多的诠释和想象。真正的快乐，就是来自内心深处的一种持久的安详和喜悦。

据说，在终南山一带长着一种特殊的植物——快乐藤，任何人得到这种藤后，都会喜形于色，笑逐颜开，不知道烦恼为何物。

为了获得快乐，曾有一位年轻人不惜跋涉千山万水来到终南山，在历尽千辛万苦的找寻后，他终于得到了这根藤，但结果并非像传说中的那样——他仍然不快乐。

这天晚上，他在山下的一位老人家里借宿，面对皎洁的月光，不由长吁短叹起来。

他问老人："我已经得到了快乐藤，为什么却仍然不快乐呢？"

老人一听乐了，说："其实快乐藤并非终南山才有，而是人人心中都有的。只要你有快乐根，无论走到天涯海角都能够得到快乐。"

老人的话让年轻人惊诧不已，他又问："什么是快乐的根？"

老人说："心是快乐的根。"

年轻人恍然大悟，最后笑了。

这个故事说出了快乐的真谛——快乐的源泉在自己的内心。快乐并非取决于你是什么人，或你拥有什么。它完全来自你的思想，你心中注满希望、自信、真爱与成功的想法，就是快乐了。假如你下决心使自己快乐，你就能够使自己快乐。快乐无须理由，它本身就是理由。

一位疲惫的诗人去旅行，出发没多久，他就听到路边传来一个男人悠扬的歌声。

他的歌声实在太快乐了，像秋日的晴空一样明朗，如夏日的泉水一样甘甜，任何人听到这样的歌声，都会马上被感染，让快乐把自己紧紧地包裹起来。

诗人驻足聆听。

歌声停了下来，一个男人走了出来，他的微笑甚至比他本人出来得还要早。

诗人从来没有见过一个人笑得这样灿烂。只有一个从来没有经历过任何艰难困苦的人，才能笑得这样灿烂、这样纯洁。

诗人上前问道："你好，先生，从你的笑容就可以看来，你是一个与生俱来的乐天派，你的生命一尘不染，既没有尝过风霜的侵袭，更没有受过失败的打击，烦恼和忧愁也没有叩过你的家门……"

男人摇摇头："不，你错了，其实就在今天早晨，我还丢了一匹马呢，那是我唯一的一匹马。"

"最心爱的马都丢了，你还能唱得出来？"

"我当然要唱了，我已经失去了一匹好马，如果再失去一份好心情，我岂不是要蒙受双重的损失吗？"

人人都希望人生快乐，也都在努力编织快乐人生。快乐是一种心情，是一种感觉，它需要我们去感知、去捕捉、去发现。如果我们能够认真地过好自己的每一天，用心地去感受生活中的点点滴滴，就能寻求快乐的所在，生活也一定会更加快乐充实。

著名的哲学家苏格拉底是单身汉的时候，和几个朋友在一起，住在一间只有七八平方米的房间。他一天到晚总是乐呵呵的。有人问他："那么多人挤在一起，连转个身都难，有什么可乐的？"苏格拉底说："朋友们在一起，随时都可以交换思想、交流感情，这难道不值得高兴吗？"

过了一段时间，朋友都成了家，一个个先后搬出去了，屋子里只剩下苏格拉底一个人。每天，他依然开心。那人又问："你一个人孤孤单单，有什么好高兴的？"苏格拉底说："我有很多书啊，一本书就是一个老师。和这么多老师在一起，时时刻刻都可以向老师请教，这怎么不令人高兴呢？"

几年后，苏格拉底也成了家，搬进了一座楼里。这座楼有六层，他家住一楼。一楼不安静，不安全，也不卫生，上面总有东西掉下来，可他还是一副喜气洋洋的样子。那人又问他："你住这样的地方，也感到高兴吗？"苏格拉底说："你不知道住一楼有多少妙处啊，比如进门就是家，不用爬楼；搬东西方便，不用花大力气；朋友来访，不用四处打听……这些妙处啊，简直没法说。"

过了一年，苏格拉底把一楼让给了一位腿脚不方便的朋友，自己住到了六楼。六楼夏天晒冬天冷，爬起来还累，但他依然快快活活。那人不解地问："住顶楼有什么好处？"苏格拉底说："好处多着哩，如每天下楼可以锻炼身体，看书时光线好……"

后来，那个人又问苏格拉底："你总是那么快乐，可我却感觉到你每次所处的环境并不那么好啊？"

苏格拉底说："决定自己心情的，不在于环境，而在于心境。"

快乐是一种生活态度，一种生活习惯。快乐的生活需要快乐的心情，而快乐的心情是需要自己营造的。快乐的心情从哪里来呢？快乐的心情从我们的生活中来。生活需要快乐的心情，快乐心情又来自生活，二者就是这样互相离不开。

心理学博士凯伦·撒尔玛索恩女士说："我们的生活有太多不确定的因素，你随时可能会被突如其来的变化扰乱心情。与其随波逐流，不如有意识地培养一些让你快乐的习惯，随时帮助自己调整心情。"所以，生活中别忘了时时享受快乐，拥有了快乐就拥有了幸福。

凡事都往好处想

有这样一个故事：

一位秀才第三次进京赶考，住在一个经常住的店里。

考试前两天他做了两个梦：第一个梦是自己在墙上种白菜；第二个梦是下雨天，他戴了斗笠还打伞。

这两个梦似乎有些深意，秀才第二天就赶紧去找算命的解梦。算命的一听，连拍大腿说："你还是回家吧。你想想，高墙上种菜不是白费劲吗？戴斗笠打雨伞不是多此一举吗？

秀才一听，心灰意冷，回店收拾包袱准备回家。店老板非常奇怪，问：

"不是明天才考试吗，今天你怎么就回乡了？"秀才如此这般说了一番，店老板乐了："哟，我也会解梦的。我倒觉得，你这次一定要留下来。你想想，墙上种菜不是高中吗？戴斗笠打伞不是说明你这次有备无患吗？"

秀才一听，很有道理，于是精神振奋地参加考试，居然中了个探花。

人的心情是随时随地都可以转化的，有时可以转好，有时可以转坏。如果你想好事，心情就立即可以变好；如果你想坏事，心情马上就可以变坏。

凡事往好处想，就会看到希望，有了希望我们才能增添生活的勇气和力量。

古时有一位国王，他梦见山倒了，水枯了，花也谢了，便叫王后给他解梦。王后说："大势不好。山倒了指江山要倒；水枯了指民众离心，君是舟，民是水，水枯了，舟也不就能行了；花谢了指好景不长了。"国王惊出一身冷汗，从此患病，且愈来愈重。一位大臣参见国王，国王在病榻上说出他的心事，哪知大臣一听，大笑说："太好了，山倒了指从此天下太平；水枯指真龙现身，国王，您是真龙天子；花谢了，花谢见果子呀！"国王听了全身轻松，很快痊愈。

有些人总是喜欢说他们现在的状况是别人造成的，环境决定了他们的人生位置，许多烦恼他们无法摆脱。这是因为他们从未真正地往好的方面想过，他们总是悲观失望，有时即使有好的想法，也会马上被自己所否定。说到底，如何看待人生，全由我们自己决定。纳粹德国某集中营的一名幸存者维克托·弗兰克尔说过："在任何特定的环境中，人们还有一种最后的自由，那就是选择自己的态度。"

生活中很多情况都是如此，只要转变一下思考方式，改变一下看问题的心态，结果就会大不相同。

凡事都往好处想，做人也会开心。但说起来容易，做起来难。有些人活在世上，恰恰总是把事情往坏处想，结果使自己整天处在高度紧张、猜疑、惊恐、戒备、争斗之中，具有这种心理状态的人，还能开心吗？把事情往好处想，这是开心的一个秘诀。

一个人去看心理医生，说："我患了心理疾病，并且非常严重。"接着他讲了自己的症状，"女儿出门上学，如果没能按时回家，我就非常担心；如果再迟一些，我就坐卧不宁。"

医生说："这说明你非常疼爱你的女儿，并且是一个爱心非常重的人，我认为这不是疾病。"那人说："不对，我不是想她在补课或做别的什么事情，而是想她是不是被人绑架了。"

医生听完那人的诉说问："你做什么职业？这种症状有多长时间了？具体是从什么时候开始的？"那人答："我是个地产开发商，这种症状从我赚到第一个一千万起就开始了！但，我可以这样向你保证，我赚的每一分钱都是干净的。"

医生说："你以上所有的担心，都是地地道道的心理疾病。这种病最容易在暴富的人群中出现，而且治疗起来非常困难。"

那人说："不论花多少钱，我都愿摆脱这种心理。"

医生说："西方心理学家塞缪尔曾经说过一句话，'一个人养成凡事往好处想的习惯，比每年赚一千万还有价值。'可是，他接着又说了一句，'一个每年赚一千万的人，想养成凡事往好处想的习惯，比登天还难。'你如果想治好自己的病，不妨一试。"

至于心理医生是如何教他试的，不得而知。不过，从此那个城市多了一家慈善基金会，并且还多了一个快乐的富人，这是大家所共知的。

"凡事往好处想"并不是解决一切问题的灵丹妙药，却是一种健康积极的人生哲学。有了它，也许问题本身不会减少，但问题的解决却有了正确的方向。所以，我们应该培养乐观的人生态度。凡事都往好处想，就会以镇定从容的心情享受生活，就可以准确找到生活的角度，展示生命的风采。

做个知足常乐的人

"知足者常乐"是人们津津乐道的人生哲学，它源于老子的"知足不辱，知止不殆，可以长久"。这句话的大意是说，一个人如果知道满足就会感到永远快乐。"知足者常乐"，不是说一个人安于现状，没有追求，没有目标，而是说一个人懂得取舍，也懂得放弃，懂得适可而止。

知足者常乐，知足便没有非分之想，知足便不好高骛远，知足便安若止水、气静心平；知足便不贪婪、不奢求、不豪夺巧取。知足者温饱不虑便是幸事，知足者无病无灾便是福泽。过分的贪取、无理的要求，只会徒然带给自己烦恼。在日日夜夜的焦虑企盼中，我们还没有尝到快乐之前，已饱受痛苦的煎熬了。因此古人说："养心莫善于寡欲。"我们如果能够把握住自己的心，驾驭好自己的欲望，不贪得无厌，做到无欲无求，役物而不为物役，生活上自然能够知足常乐、随遇而安了。在这个物欲横流、竞争异常激烈的社会，虽然人人都明白这个道理，但又有多少人能够真正地体会到"知足者常乐"的意境呢？

有一位老先生经常对人说他是世上最富有的人。这话传到了税务单位那儿，引起了税务人员的注意，税务单位派人去调查他。税务员问道："请问你都有什么财产？估价多少？"

老人说："我有健康的身体，它使我不需要依赖别人照看自己，使我有心情欣赏饭菜的美味、花草的清香。"

税务员问："除了健康之外，你还有什么财产？"

老人回答道："我还有一个贤惠的妻子，她每天把家布置得十分温馨，我有烦恼时总能得到她的安慰和帮助。"

税务员疑惑地说："还有别的什么吗？"

　　老人兴奋地说："我还有几个孩子，他们都十分孝顺、聪明而且健康。"

　　税务员不满地说："你说你是最富有的人，那你难道没有什么房产和存款？"

　　老人看了看她，微笑着说："我拥有这些，难道算不上世上最富有的人吗？"

　　从这个故事里，我们看到了随遇而安、知足常乐的可贵。在知足与不知足之间，我们应该选择知足，因为知足会让我们内心坦然，不背太多的思想负担。在知足的心态下，一切都会变得正常、坦然，所以知足的人总是笑对人生。

　　曾经有人说过这样一段话：

　　如果早上醒来，你发现自己还能自由呼吸，你就比在这一周离开人世的 100 万人更有福气。

　　如果你从未经历过战争的危险、被囚禁的孤寂、受折磨的痛苦和忍饥挨饿的难受……你已经好过世界上 5 亿人。

　　如果你的冰箱里有食物，身上有足够的衣服，有屋栖身，你已经比世界上 70%的人更富足。

　　如果你银行账户有存款，钱包里有现金，你已经身居世界上最富有的 8%的人之列。

　　如果你的双亲仍然在世，并且没有分居或离婚，你已属于稀少的一群。

　　如果你能抬起头，带着笑容，内心充满感恩的心情，你是真的幸福——因为世界上大部分的人都可以这样做，但是，他们没有。

　　如果你能握着一个人的手、拥抱他或者只在他的肩膀上拍一下……你的确有福气——因为你所做的，已经等同于上帝才能做到的。

　　当你读完这段话时，内心是否也感到一阵巨大的震动呢？你或许是平凡的，但你不一定就不幸福。你的财富往往就是这些看似平凡的东西。只要你拥有一颗知足的心，就不会被虚荣蒙上双眼，你就会发现这一切都不应当被你忽略。"知足者常乐"，五个字而已，幸福就是这么简单。

一个年轻人总是不停地抱怨自己时运不济，发不了财，整日愁眉苦脸。有一天，他遇到了一位老人，老人看见年轻人这种愁容，就问道："年轻人，你为什么愁眉苦脸？难道你不快乐吗？"

年轻人说："我不明白我为什么总是这样穷。"

"穷？我看你很富有嘛！"老人由衷地说。

"为什么你会这样说？"年轻人问。

老人没有正面回答，反问道："假如今天我折断你的一根手指头，给你1000元，你愿不愿意？"

"不愿意。"

"假如斩断你的一只手，给你1万元，你愿不愿意？"

"不愿意。"

"假如让你马上变成80岁的老翁，给你100万，你愿不愿意？"

"不愿意。"

"假如让你马上死掉，给你1000万，你愿不愿意？"

"不愿意。"

"这就对了，你身上的钱已经超过了1000万了呀。"老人说完就笑吟吟地走了。

看着老人离去的背影，年轻人恍然大悟，学会知足才会让自己更快乐。

知足常乐是一种健康的人生态度，它让你用宽容的心态来对待人生，面对生活，因为这种心态能让你在生活上不贪婪、不奢求、不浮躁，从而达到心境平和而宁静。就生命的本质而言，知足常乐充满了平凡而又深奥的哲理，人人都应该常常思之。

永远享受快乐

快乐是一种心境，也是存在于内心深处的。内心湛然，则无往而不乐。

从前有一个郁郁寡欢的国王，他为了得到快乐，派大臣四处寻找有办法让他快乐的人。大臣们四处寻找了很长时间，终于有一位大臣在走进一个贫穷的村落时，听到一个人在放声歌唱。循着歌声，他很快找到了一个正在田间耕作的农夫。

大臣问农夫："你快乐吗？"

"我没有一天不快乐！"农夫回答。

大臣喜出望外地把自己的使命和意图告诉了农夫。

农夫不禁大笑起来，然后又说道："我曾因没有新鞋子而沮丧，直到我有一天在街上遇到一个光脚的人也在享受快乐的生活，我才知道，我没有理由不快乐。"

快乐是什么？快乐就是珍惜你所拥有的一切。你可以像那贫穷而快乐的农夫一样，大声说："我没有一天不快乐！"

这样，生活中没有什么是可以令你痛苦的，生活永远是快乐组成的一连串音符。是的，只要你愿意，你就会在生活中发现快乐。

人总是期待着快乐，其实快乐随处可见，快乐就在你点点滴滴的生活之中。

一群年轻人到处寻找快乐，却遇到许多烦恼、忧愁和痛苦。他们去向古希腊哲学家苏格拉底请教："快乐在哪里？"

苏格拉底说："你们还是先帮我造一条船吧！"

年轻人把寻找快乐的事搁在一边，找来造船的工具，用了七七四十九天，锯倒了一棵又高又粗的大树，挖空树心，造出了一条独木船。

独木船下水了，他们把苏格拉底请上船，一边荡桨，一边唱起歌来。

苏格拉底问："孩子们，你们快乐吗？"大家不约而同地高呼："快乐极了！"

苏格拉底顺水推舟地概括道："快乐就是这样，它往往在你为了一个明确的目的忙得无暇顾及其他的时候突然来访。"

快乐不需要苦苦寻找，其实它就在我们的身边，伸手可得。只要你每天具备快乐的心情，舒畅地生活，快乐便在生活之中。

快乐不是物质，只是一种心理的满足，它的获得有很强的主观性。如果我们都不给自己快乐，还有谁会给我们快乐？佛经说：境由心生，心又会随着境转。所以只要调整好心态，以积极的态度接受现状，主动地去追求那份属于自己的愉悦和满足，就可以获得快乐。

一位访美中国女作家在纽约遇到一位卖花的老太太。老太太穿着破旧，身体虚弱，但脸上的神情却是那样祥和和高兴。女作家挑了一朵花说："看起来你很高兴。"老太太面带微笑地说："是的，一切都是这么美好，我为什么不高兴呢？""对烦恼，你倒真能看得开。"女作家又说了一句。没料到，老太太的回答更令女作家大吃一惊："耶稣在星期五被钉在十字架时，是全世界最糟糕的一天，可三天后就是复活节。所以，当我遇到不幸时，就会等待三天，这样一切就恢复正常了。"

"等待三天"，多么富有哲理的话语，多么乐观的生活方式，它把烦恼和痛苦抛下，全力去收获快乐！

生活得快乐与否，完全取决于个人对人和事物的看法，因为生活是由思想决定的。

　　在乡下住着一对清贫的老夫妇。有一天，他们想把家中唯一值钱的一匹马拉到市场上去换点儿更有用的东西。老头子牵着马去赶集了，他先与人换了一头母牛，又用母牛换了一只羊，再用羊换来一只肥鹅，又把肥鹅换成了母鸡，最后用母鸡换了别人的一大袋烂苹果。

　　在每次交换中，他都想给老伴一个惊喜。

　　当他扛着一个大袋子在路边歇息时，遇上两个歇脚的人：闲聊中，这两个人得知乡下人赶集的经过后，都哈哈大笑了起来，说他回去准得挨老太婆一顿揍。老头子坚持声称绝对不会，这两个人就用一袋金币打赌，于是这两个人随着这个乡下人一起来到他的家中。老太婆见老头子回来了，十分高兴，兴奋地听着老头子讲赶集交换的经过。每听老头子讲到用一种东西换了另一种东西时，她都表现出了对老头子的钦佩之情。

　　她嘴里不时地说着："哦，我们曾有过牛奶了！""羊奶也同样香。""哦，鹅毛多么漂亮啊！""哦，这下我们有鸡蛋吃了！"

　　最后，听到老头子背回一袋腐烂的苹果时，她同样高兴地说："我们今晚就可以吃到苹果馅饼了！"

　　结果，那两个赶路人输掉了一袋金币。

　　不要为失去的一匹马而惋惜或埋怨生活，既然有一袋烂苹果，就做一些苹果馅饼好了，这样生活才能妙趣横生、和美幸福。只要我们曾经拥有过，那就是我们的幸福。

　　不要追逐世俗的名利和虚荣，只要把握住实实在在的生活，这就是快乐。拥有快乐并懂得珍惜，这就是快乐美丽的人生了。珍惜你所拥有的就是快乐的源泉！

　　人之快乐，全在心之快乐。拥有快乐心境，快乐才会向你微笑，让你永远享受快乐。

再苦再累也要笑一笑

美好的生活要靠自己去创造，与其苦苦抱怨现实的不如意，不如细心体会眼前实在的快乐。俗话说：笑一笑，十年少。高尔基也说过，只有爱笑的人，生活才能过得更美好。即使生活再苦，我们也要微笑着面对，能以苦为乐的人，才能发现希望。

在美国的西雅图，有一个很特殊的海鲜市场，人们都说在那里买海鲜简直是一种享受。虽然在那个市场里免不了有鱼腥味，但是迎面而来的还有鱼贩们欢快的笑声。他们面带笑容，就像是球场上合作的棒球队员，让冰冻的鱼像棒球一样，在空中飞来飞去，大家互相唱和："啊，8 条旗鱼飞往佛罗里达去了，5 只螃蟹飞到堪萨斯了。"这是多么和谐的生活啊！这里充满了乐趣和欢笑。

有人问一位在这里卖鱼的人："你们在这种环境下工作，为什么还能保持愉快的心情呢？"对方回答说，事实上，几年前的这个海鲜市场也是一个没有生气的地方，大家整天抱怨条件差，工作太苦太累。但是后来，大家认为与其每天抱怨沉重的工作，不如改变工作的方式。于是，他们不再抱怨生活本身，而把卖鱼当成一种艺术。再后来，一个创意接着一个创意，一串笑声接着另一串笑声，他们成为海鲜市场中的奇迹。

大伙儿练的时间长了，人人身手不凡，可以和马戏团演员相媲美。这种工作的气氛还影响了附近的上班族，他们常到这儿来和鱼贩们一起用餐，感受他们乐于工作的好心情。有不少没有办法提升工作士气的主管还专程跑到这里来询问："为什么一整天在这个充满鱼腥味的地方做苦工，你们竟然还这么快乐？"他们已经习惯了给这些不顺心的人排忧解难。

有时候，鱼贩们还会邀请顾客参加接鱼游戏，即使是怕鱼腥味的人，也很乐意在热情的掌声中一试再试，意犹未尽。每个愁眉不展的人进了这个鱼市场，都会笑逐颜开地离开，手中还会提满情不自禁买下的货，心里似乎也会悟出一些道理来。

在我们的一生中，谁都会遇到诸多不顺心的事。个性悲观消极的人在遇到困境时，看不到光明，只会抱怨命运的不公，甚至破罐子破摔，在精神上倒下；个性积极乐观的人在遇到困境时，能够泰然处之，认定活着就是一种幸福，无论是顺境还是逆境，都一样从容安静，积极寻找生活的快乐，不浪费生命的一分一秒，在黑暗之中向往光明，在精神上永远不倒。

梵高在成为画家之前，曾到一个矿区当牧师。他第一次和工人一起下井时，要下到地下200米的深处。他待在升降机中，渐渐地陷入了巨大的恐惧之中，感到心都在狂跳，一切都是颤颤巍巍的，铁索轧轧作响，箱板左右摇晃，所有的人都默不作声，听凭机器把他们运进一个深不见底的黑洞。这是一种进地狱般的感觉。

事后，梵高问一个神态自若的老工人："你是否已经习惯了这一切？你不会再感到恐惧了吗？"这位坐了几十年升降机的老工人答道："不，我们永远不习惯，永远感到害怕，只不过我们学会了微笑着面对这一切。"梵高听后再也不感到害怕了，他感到自己的心也在笑着面对这一口黑黑的深井。

名人这样，普通人也该一样。成功人士能够再苦也要笑一笑，而我们普通人同样能够做到面对艰苦笑一笑。苦中作乐不是自我麻痹，不是消极退却，而是通过以苦为乐来达到积极的目的。

小李是饭店经理，他的心情总是很好。当有人问他近况如何时，他回答："我快乐无比。"

如果哪位同事心情不好，他就会告诉对方怎么去看事物好的一面。他说："每天早上，我一醒来就对自己说，'小李，你今天有两种选择，你可以选择心情愉快，也可以选择心情不好，我选择心情愉快。'每次有坏事情发生，我可以选择成为一个受害者，也可以选择从中学些东西，我选择后者。人生就是选择，你要学会选择如何去面对各种处境。归根结底，你自己选择如何面对人生。"

有一天，他被三个持枪的歹徒拦住了，歹徒朝他开了枪。

幸运的是发现较早，小李被送进了急诊室。经过 18 个小时的抢救和几个星期的精心治疗，小李出院了，只是仍有小部分弹片留在他体内。

6 个月后，他的一位朋友见到了他。朋友问他近况如何，他说："我快乐无比。想不想看看我的伤疤？"朋友看了他的伤疤，然后问当时他想了些什么。小李答道："当我躺在地上时，我对自己说有两个选择，一是死，一是活。我选择了活。医护人员都很好，他们告诉我，我会好的。但在他们把我推进急诊室后，我从他们的眼神中读到了'他是个死人'。我知道我需要采取一些行动。"

"你采取了什么行动？"朋友问。

小李说："有个护士大声问我有没有对什么东西过敏。我马上答'有的'。这时，所有的医生、护士都停下来等我说下去。我深深吸了一口气，然后大声吼道，'子弹！'在一片笑声中，我又说道，'请把我当活人来医，而不要当死人。'"小李就这样活下来了。

人生路不可能一帆风顺，痛苦和失败在所难免，我们要坚持积极、乐观地迎接生活的每一天，用微笑面对灾难，我们会变得更加坚强。

面对当今越来越复杂的社会，在背负巨大心理压力的同时，我们必须面对各种艰苦的现实，能否在苦难中找到快乐的心情，就取决于我们内心是否强大。"谁也别想把黑暗放在我面前，因为太阳就生长在我心底。"这是一句挺美的歌词，也说出了快乐的真谛。微笑面对生活，生活会更有滋味，人生会更加丰富多彩。生命是美丽的，生活是美好的，只要我们笑对生活，就能深刻领悟人生的真谛，就能谱写人生华丽的乐章。

快乐需要发现、挖掘与创造

生活中到处充满了选择。有人说过："快乐是自己选的，烦恼是自己找的。"所以说只要你愿意选择快乐，那你就一定是快乐的。

人生如梦，岁月无情，人活着是为了一种心情，穷也好，富也好，得也好，失也好，只要心情好，一切都好！所以说，快乐是一种心情，它并不因为人们财富的多寡、地位的高低而增减，全部的奥秘只在内心的选择，自己选择快乐，那就是快乐的。

从前，有一个富商，他的生意做得很大，生活非常富裕，而且雇了许多佣人伺候他和他的家人。但是他过得并不怎么快乐。他家高墙的外面，住着一户穷人，夫妻俩以捡破烂为生，虽说清贫辛苦，却有说有笑、快快乐乐。富商想不明白："为什么家里锦衣玉食，自己还不如隔壁捡破烂的穷夫妻快乐？他们虽然穷，可他们的快乐值千金！"

于是，富商去请教附近寺庙里的老和尚。为了让富商弄清原因，老和尚给富商出了一个主意。富商听完后便依计行事。到了半夜，他悄悄地来到院墙边，把一块金元宝扔到了隔壁的穷人家里。

第二天早晨，穷苦夫妻在院子里发现了金元宝，这个贫穷的家庭顿时变得紧张起来。他们看着这个金元宝，心情大变，揣测这钱的来路，又琢磨能否再弄到更多的钱。商量来商量去，夫妻俩说发财了，不想再捡破烂了，可一日暴富，又担心被左右邻居误以为偷窃了钱财。如此这般，他们三天三夜茶饭不思，寝食不安。自此，富商再也听不到他们的歌声和欢笑了。

人人都希望自己的一生过得快乐，然而，金钱和权力并不与快乐和幸福成正比。有些人只有很少的钱，但一样快乐。也有些人身家丰厚，但不见得终日笑口常开。

快乐是人生永恒的主题，是人天生就喜爱的东西，生活中如果缺少了快乐，就会如同饭菜中没有了盐一样，缺乏最基本的味道。而一个人快乐与否，不在于他拥有什么。一个真正懂得主宰自己生活的人，绝不会为自己没有的东西悲伤，反而会为自己已经拥有的东西快活和喜悦。乐观豁达的人，能把平凡的日子变得富有情趣，能把沉重的生活变得轻松活泼……这时候，快乐已经来临。而悲观懊丧的人，则总是把烦恼表达在嘴上，总是把苦难书写在脸上，总是把忧愁闷在心上……这样，快乐必然会逃之夭夭。

在森林的一条小路上，一个商人和一个樵夫经常相遇。

商人拥有长长的驼队，一箱箱的绫罗绸缎都是商人的财富。

樵夫每天都要上山砍柴，斧头和绳子是他最亲密的伙伴。

然而，商人整天愁眉苦脸，他不快乐。樵夫每天歌声不断，笑声朗朗，他很幸福。

一天，商人又与樵夫相遇，他们同坐在一块大石头上休息。

"唉！"商人叹道，"我真不明白，小伙子，你够穷的了，怎么那么快乐呢？你是否有一个无价之宝藏而不露呢？"

"哈哈！"樵夫笑道，"我也不明白，您拥有那么多财富，怎么整天愁眉苦脸呢？"

"唉！"商人说："虽然我是那样富有，但我的一家人总是为了钱财吵得不可开交。他们整天想的就是如何比其他人拥有更多，却没有一个想到为我付出哪怕一丁点真情实意。当然，我一回到家他们就会喜笑颜开，可是我始终弄不明白，他们是对着钱笑还是对着我笑。我虽家财万贯，却常常感到自己实际上是一个一无所有的穷光蛋。我能快乐吗？"

"哦，原来如此！"樵夫道，"我虽然一无所有，但我时时感觉到我拥有永恒的幸福，所以我经常乐不可支。"

"是吗？那么你家里一定有一个贤惠的妻子？"商人问。

"没有，我是个快乐的光棍汉。"樵夫道。

"那么，你一定有一个不久就可迎娶进门的未婚妻。"商人肯定地说。

"没有，我从来没有过什么未婚妻。"

"那么，你一定有一件使自己快乐的宝物？"

"假如你要称它为宝物的话，也可以。那是一位美丽的姑娘送给我的。"樵夫说。

"哦？"商人惊奇了，"是一件什么样的永恒的宝物，令你如此幸福呢？一件金光闪闪的定情物？一个甜蜜的吻？还是……"

"这个美丽的姑娘从来没有同我说过一句话，每次在村里与我相遇，她总是匆匆而过。三年前，她去了另一个城市生活。就在她临走之前，上车的时候，她……"樵夫沉浸在幸福之中了。

"她怎么样？"商人急切地问。

"她向我投来了含情脉脉的一瞥！"樵夫继续道，"这一瞬间的目光，对于我来说，已经足够我幸福一生了。我已经把它珍藏在我的心中，它成了我瞬间的永恒。"

商人看着幸福无比的樵夫，心中说道："真正的富翁应该是他，我才是个名副其实的穷光蛋。"

快乐需要发现，需要挖掘，也需要创造。一个人只有时刻保持幸福快乐的感觉，才会使自己更加热爱生命，热爱生活。只有快乐、愉快的心情，才是创造力和人生动力的源泉；只有不断自己创造快乐，与自己快乐相处的人，才能远离痛苦与烦恼，才能拥有快乐的人生。

保持自己的本色就是快乐的

在这个世界上，我们每个人都有着无法取代的独特性，每一个人的身上都散发着不同的美，每一种美好的品质都是诱人的。所以我们没必要盲目地模仿别人，而应时刻秉持自我本色，发挥最好的自己。

很久以前，有一只麻雀总想学习孔雀走路的样子。它觉得孔雀在走路时显得很高贵，特别是当孔雀抖开尾巴上美丽的羽毛时，那开屏的样子是多么漂亮啊！"我也要像这个样子，孔雀能做到的，我也一定能做到，"麻雀想，"到时候，所有的鸟都会羡慕我、赞美我的。"

于是，麻雀开始模仿孔雀的样子，它伸长脖子，抬起头，深吸一口气让小胸脯鼓起来，伸开尾巴上的羽毛，也想来个"麻雀开屏"。可是这些做法是那么的不伦不类，当麻雀学着孔雀的步法前前后后地踱着方步时，它感到十分吃力，脖子和脚都疼得不得了。最糟的是，其他的鸟类都嘲笑它。不一会儿，麻雀就觉得受不了了。

"这实在太难受了！我不想再学了，"麻雀想，"我当孔雀也当够了，我还是当个麻雀吧！"但是，当麻雀还想像原来那个样子走路时，已经不会走了。

其实，我们每个人都有各自的特点和长处，却总是容易忽视自己的长处，而看到别人的长处。结果就像那只麻雀一样，自己的长处得不到发挥，在模仿别人长处的过程中却付出了惨痛的代价。在现实生活中，也有像麻雀一样的人。

在清代乾隆年间，有两个书法家，一个极认真地模仿古人，讲究每一笔、每一画都要酷似某某人，如某一横要像苏东坡，某一捺要像王羲之。自然，一旦练到了这一步，他便颇为得意。另一个则正好相反，不仅苦苦地练，还要求每一笔、每一画都不同于古人，讲究自然，直到练到了这一步，才觉得心里头踏实。

那么，究竟谁更高明呢？两个人谁都不服谁。

有一天，第一个书法家嘲讽第二个书法家，说："请问仁兄，您的字有哪一笔是古人的？"

后一个并不生气，而是笑眯眯地反问了一句："也请问仁兄一句，您的字究竟哪一笔是您自己的？"

第一个听了，顿时张口结舌。

这正如齐白石先生所说："学我者生，似我者死。"走不出前人的框架，自然也就不会有自己的天地。成功没有固定的模式，一味地模仿不可能取得大的成就，甚至会失去自己本来的优势。

模仿别人很容易毁了自己。某名人曾说过："一个人最糟的是不能成为自己，并且在身体与心灵中保持自我。"每个人生来就是独一无二的，模仿别人，便是扼杀自己。不论好坏，你都必须保持本色，自己的本色是自然界的一种奇迹，也是上苍给每个人最好的恩赐。

蜚声世界影坛的意大利著名电影明星索菲亚·罗兰能够成为令世人瞩目的超级影星，是和她对自己价值的肯定以及她的自信心分不开的。

为了生存以及对电影事业的热爱，16岁的罗兰来到了罗马，想在这里涉足电影界。没想到，第一次试镜就失败了，所有的摄影师都说她够不上美人标准，都抱怨她的鼻子和臀部。没办法，导演卡洛·庞蒂只好把她叫到办公室，建议她把臀部削减一点，把鼻子缩短一点。一般情况下，许多演员都对导演言听计从。可是，小小年纪的罗兰却非常有勇气和主见，她拒绝了导演的要求。她说："我当然懂得我的外形跟已经成名的那些女演员颇有不同，她们都相貌出众，五官端正，而我却不是这样的。我的脸毛病太多，但这些毛病加在一起反而会更有魅力呢。如果我的鼻子上有一个肿块，我会毫不犹豫把它除掉。但是，说我的鼻子太长，那是无道理的，因为我知道，鼻子是脸的重要部分，它使脸具有特点。我喜欢我的鼻子和脸的本来样子。说实在的，我的脸确实与众不同，但是我为什么要长得跟别人一样呢？"

"我要保持我的本色，我什么也不愿改变。"

"我愿意保持我的本来面目。"

正是罗兰的坚持，使导演卡洛·庞蒂重新审视这个姑娘，并真正认识了索菲亚·罗兰，开始了解并且欣赏她。

罗兰没有对别人的话言听计从，没有为迎合别人而放弃自己的个性，没有因为别人而丧失信心，所以她才得以在电影中充分展示她与众不同的美。而且，她的独特外貌和热情、开朗、奔放的气质开始得到人们的认可。后来，她主演的《两妇人》获得巨大成功，并因此荣获奥斯卡最佳女演员奖。

成功者走过的路，通常都不适合其他人跟着重新走。在每个成功者的背后，都有自己独特的、不能为别人所仿效和重复的经历。与其一味地模仿别人，还不如充分利用自己的优势，让别人来羡慕你。保持自己的本色，在顺其自然中充分发展自己是最明智的。

第十二章
处变不惊，才能让躁动的心安静下来

很多时候，打败你的不是突如其来的变故，也不是从天而降的危机，而是你的紧张和慌乱。心越慌，你越想不出应对之策，越着急步伐越凌乱，反而会使问题更加复杂化。安静深沉的人，体内往往蕴藏着大智慧和大能量。抑制住躁动的心，安放好自己的灵魂，静静地做好自己喜欢的事，经营好现有的生活，往往能收获更多。

人还是稳健一点好

我们常用坚若磐石、稳若泰山来形容一个人不可动摇的意志，那么磐石和泰山为何如此坚实稳固呢？它们为何历经风霜雨雪的侵蚀，饱受岁月的磨砺，依旧能岿然不动？主要是因为它们根基足够稳固，有了稳定的根基，便永远都不会轰然倒下。其实人也一样，一个人若是静下来，拥有稳重的个性和坚不可摧的意志，那么无论经历多少风浪都不会被撼动。

不可否认的是，能静下来，历经起起落落，依旧稳若泰山的人，都是饱经忧患之人。少不更事的年轻人是很难做到这一点的。年轻和激进常常被捆绑在一起，很多人认为，谁没有过狂热激进的青葱岁月，谁就没有过青春。当然激进有激进的好处，比如敢于冒险，敢于大跨步探索，可是激进也有副作用，比如不假思索地做出激进的举动之后，蒙受了巨大的物质损失或是遭受了沉重的精神打击。无知无畏状态下的激进，有时会把人带入万劫不复的深渊。

坦白来说，人还是稳健一点好，稳健意味着可控性增强，意味着能以平和的心态应对一切挑战。人的成长就是一个由激进到稳健的过程。每个人青春少艾的时候，都有过一段激进的岁月，不知道天高地厚，以为整个世界都在自己脚下，等到跌倒无数次爬起无数次之后，心态就会平和许多，行为也会收敛很多，这是时间、阅历送给我们最好的礼物。

　　李璐从小就渴望走出封闭的小县城，看看外面的世界。长大之后，他如愿以偿地走了出去，却再也找不到回家的路。自从来到繁华的大都市，他就彻底迷失了。他不甘心永远这么不名一文，每天都在想该如何快速地出人头地。他认为靠学历找一份四平八稳的工作或是靠卖力气打工都不是长久之计，只有不计后果地疯狂折腾，才能搏出属于自己的天地。天底下到处都是穷困潦倒的高学历人才，到处都是默默无闻的打工者，这些人永远都不可能有出头的机会。作为一个来自小县城的普通青年，他要想拥有属于自己的事业，属于自己的房车，必须走创业这条路。

　　李璐认为他一无所有、一无所长，除了思想激进，什么都敢尝试外，几乎没有任何优势。除了自主创业，他想不出更好的发展方向。他的朋友吴俊达也打算创业，想要筹资开一家餐厅。虽然都想创业，两人的想法却截然不同。吴俊达采取的是稳健保守的策略，计划先到餐厅打工，把各个流程全部熟悉之后，再尝试自己开餐厅。李璐不认可他的想法："等你把各环节弄清楚了，黄花菜都凉了，你为什么不一边创业一边积累经验呢？"吴俊达："我觉得先了解情况再创业比较稳妥，免得日后走弯路，什么都不懂就上手蛮干，不知要做多少蠢事呢。"

　　李璐说："这也难怪，你比我大八岁，人比较老成，做事趋于保守，喜欢稳扎稳打。我和你不一样，我没有耐心等到万事俱备再行动，没有条件我自己创造条件也要上，就算创造不出条件我也要上，我没有那么多时间去等待，必须马上大干一场，赢要赢得轰轰烈烈，输也要输得痛痛快快。"

　　就这样，吴俊达利用打工时间摸索开餐厅的道路时，李璐已经开始放手大干了，他将父母二十多年的积蓄悉数拿来作为创业资金。在市中心的繁华地段开设了一家高档时装店。他以为仅凭借一腔热情和不惜一切的蛮干精神，就能换来事业的成功。然而事实却不容乐观。刚开业的时候，由于竞争激烈，他的生意并不好。服装店盈利能力比较差，店铺租金贵，服装进货成本高，几乎月月亏损，不到半年就歇业了。

第一次创业，李璐血本无归，瞬间陷入了贫困潦倒的境地，不得不住地下室、吃盒饭，日子过得凄凄惨惨。有一天他在地下室里观看新版《三国演义》，播放的内容是诸葛亮最后一次出祁山，设下埋伏将司马懿父子围困在山谷中，眼看就要把劲敌烧死了，孰料忽然天降大雨，使得一切的计划功亏一篑。诸葛亮仰天长叹："天不助我，助尔曹！"看到这里，李璐不禁涕泪横流，霎时把自己创业失败的经历和诸葛亮的壮志未酬联系到了一起。他想一个人纵使再有本事，若是时运不济，一样会输得很惨。

当他把这份心得分享给好朋友吴俊达的时候，吴俊达不以为然地说："这和时运没有什么关系，你太冒进了，做事欠缺考量，这才是你创业失败的原因。"一年之后，李璐仍然住在地下室，此时吴俊达的餐厅开业了，生意非常火爆。李璐这才相信吴俊达一再强调的稳健策略，不再为自己的失败做任何辩解了。

任何时候都保持"八风吹不动"的稳重，是一个人成就大事的法宝，人只有静下来，才能静得下心，安心把事情做好。比起躁动不安，心如止水更有助于我们做出正确的决策。人唯有拥有平和宁静的心态，才能稳步前进，一步一个脚印地走向人生之巅。

要做到临危不乱

明代有个叫吕得胜的人说："一切言动，都要安详；十差九错，只为慌张。"意思是人在慌乱的情况下，往往错漏百出，诸事不成，唯有静下来，冷静镇定，方能使事态向有利的方向发展。可见一个人能不能经受住考验，日后能否有所造就，要看他关键时刻，能不能稳住阵脚、随机应变。

面对突发事件和紧急情况，你是否能静下来，做到临危不乱呢？怕是大多数人都做不到这一点。有的人遇到一点小事就慌慌张张，不知所措，仿佛世界末日来临了一样，遭遇重大变故，当然更慌乱了，根本就无法应对危机。很多时候，打败你的不是突如其来的变故，也不是从天而降的危机，而是你的紧张和慌乱。心越慌，你越想不出应对之策，越着急步伐越凌乱，反而会使问题更加复杂化。

费鸿和胡睿在同一家集团公司上班，两人都已人到中年，好不容易熬到了中层管理者的位置，收入到了中产水平。孰料天有不测风云，公司发展进入了瓶颈，眼看就要被收购了。老板一边积极寻找投资人，希望能力挽狂澜，一边做好了最坏的打算，四处寻找买主。那段时间公司里人心惶惶，四处弥漫着一股紧张压抑的气息，费鸿仿佛什么事情也没发生似的，照常上下班，胡睿则慌了神，整天心绪烦乱，根本没有心情做任何事了。

终于有一天，老板正式宣布公司将被竞争对手全盘收购，届时免不了要经历改组、裁员的阵痛，希望大家不要太过慌乱，只要是人才，经过大浪淘沙的筛选之后，都能留下来。胡睿心想：竞争对手的老板只信任企业内部的核心员工，根本不可能重用原来的领导层，他铁定是要被裁掉了。一想到人到中年还要到人才市场上找工作，他就心烦不已，觉得以他现在这个年龄，找到理想工作的概率几乎为零。为了保住饭碗，胡睿费尽了心思，平时邋里邋遢的，现在忽然讲究起来，把自己装扮成了西装革履的商务人士，他极力想给新老板留下一个好印象。

两个月后，大规模的裁员开始了，下岗的人越来越多，办公室越来越宽敞，氛围越来越冷清。很多员工都跳槽了，留下来的人暂时没有更好的去向，大部分持观望态度，随时准备离开。胡睿心想不到万不得已，他是不准备离开的，他已经过了黄金年龄了，如今仍处在不上不下的尴尬位置，若是再换一个天地怕是很难适应了。每当看到同事被解雇，收拾东西黯然离开的时候，胡睿的心情都无比复杂，他在庆幸之余，又感到分外紧张，生怕下一个轮到自己。

胡睿每天提心吊胆、心神不宁，每每看到别人离去，心中都会生出一种兔死狐悲的悲怆感，作为旁观者，他受了不少打击，整个人都憔悴下来。他不明白费鸿为何还能如此镇定地继续做事，于是就在午餐时间直言不讳地问道："你为什么仿佛置身事外似的，一点也不关心周围的情况，难道你不担心自己被裁掉吗？"费鸿不动声色地说："担心有什么用呢？我们现在唯一能做的就是在一天就做好一天的工作，其他的交给老天吧。""你冷静得可怕。真是太让人难以理解了。你我基本上算同龄人，咱们都不年轻了，现在到人才市场上竞聘，一点优势也没有。我真搞不懂，都到火烧眉毛的时刻了，你为什么还那么淡定？"胡睿问。"不淡定又能如何呢？你慌里慌张就能成功渡过难关吗？人只有在冷静的状态下，才能想出更好的法子啊。"费鸿说。"你一直都挺冷静的，想出什么法子没有？"胡睿试探着问。

"我想我们应该好好表现，让新老板看到我们的价值，争取留下来。"费鸿说。对于胡睿来说，这是条无效建议，他的心思早就不在工作上了，整天都在为不可预测的未来担忧。他猜测得没错，新老板一来，公司的领导层就实现了大换血，原来的中高层几乎全被裁掉了，他本人也下岗了，只有费鸿被保留了下来。原来新老板在接手公司之前，派了不少工作人员混迹于组织内部观察情况，所有人都一致认为，费鸿面对危机，处变不惊，是干大事的料，故费鸿成了唯一保留下来的管理人员，并被当做了重点培养的对象。

每临大事有静气，是一个成功者必备的素质。一个沉着冷静的人，在危难到来时，往往能急中生智，做出惊人之举。美国的萨利机长在两具引擎同时熄火，发动机完全失灵的情况下，将飞机成功迫降到哈德逊河河面上，避免了空难悲剧的发生，机上155名乘客和工作人员全部生还，这是飞行史上的奇迹。面对存亡攸关的大事，少有人能向萨利机长那样处变不惊，继续保持原有的理智和从容，所以能转危为安、逢凶化吉的人，自古以来就寥若晨星。这也许就是平庸者众卓越者少的根本原因吧。

能忍也是一种能力

一个人要想有所作为，必须有韧性有耐力，能够忍受别人所不能忍之痛，承受生命所不能承受之重，关键时刻能咬紧牙关，静下来，以超乎想象的毅力战胜一切苦厄。能忍也是一种能力，正所谓忍者无敌，河蚌忍受了沙粒的磨砺之苦，孕育出了光彩夺目的珍珠；生铁忍受了千锤万凿的捶打和高温煅烧，才成为了寒光凛冽的锋利宝剑；蝉忍受了数月不见天日的黑暗，才拥有了短短几十天的光明，谱写出了生命最美的赞歌。人亦如此，唯有在隐忍中奋进，不抛弃不放弃，才能走向胜利的终点。

当你身无所依，一无所有，没有任何资本的时候，唯一可依仗的就是忍功。前方的道路不可能铺满鲜花，倒可能布满荆棘；你的脚下没有坦途，只有坎坷崎岖的羊肠小道，稍不留神就有可能迷失；这一路没有掌声、笑声相伴，却可能遭遇不少非议和白眼。这些遭遇都是不可避免的。没有人可以随随便便改写命运，想要有所成就，就必须静下来，受得住煎熬，禁得住考验，能够把苦难孕育出果实。

刘宏裕和王炎斌从小在同一个街区长大，前者出身商贾世家，自幼锦衣玉食，所有的路都被父母安排好了，自己用不着奋斗，就已经有了很高的起点；后者家境贫寒，十岁时，母亲到大城市打工，从此再也没有回来，他和父亲相依为命，日子过得十分清苦，勉勉强强读完了大学，毕业之后找到了一份普普通通的工作，成了办公室里的一名小职员，所得的薪水勉强够糊口。

刘宏裕曾经问王炎斌："这些年你是怎么熬过来的？没有母亲的陪伴，没有一个完整的家，家里又那么穷，毕业之后又找不到好工作，未来一点希望都没有。如果我是你，非疯掉不可。"王炎斌淡淡地笑笑说："我也没有什么法子，就这样咬牙熬过来了。除了忍耐力强以外，我没有别的本事。"刘宏裕说："忍算什么本事。能不忍就不忍。人本来就是趋乐避苦的，谁愿意甘心忍受痛苦呢？我只想随心所欲地活着，避开一切我不想要承受的事。"王炎斌叹息着说："也许你有那样的条件，但我没有。我唯有把自己磨砺得更顽强，才能更好地活着。"

按常理说，刘宏裕未来的发展要比王炎斌强得多，可事实并不是这样。刘宏裕由于从小到大从未经历过挫折，承受能力特别差，遇到一点困难就退缩，导致长期止步不前。后来他的父亲做生意折了本，没有能力再为他提供任何资助了，他只能靠自己了。他的老板由于和他的父亲存在生意上的往来，一直对他照顾有加，如今两人合作关系终止，老板对他的态度越来越差，随时都有可能将他赶出公司。刘宏裕气不过，一怒之下便辞职了，本想回到家族企业工作，不料父亲却不允许，理由是家族企业已经在走下坡路了，也许坚持不了多久就会破产。父亲鼓励他自谋出路，他委屈痛苦至极："我不想灰头土脸地找工作，不想像货物一样被人挑选，那样的日子我过不了。"此后的日子，他每天借酒消愁，成了人人所不齿的酒鬼。

王炎斌经过数年的奋斗，由一个默默无闻的小职员晋升到了管理层，生活得到了极大的改善。有一天他在街上偶然遇到了失魂落魄的刘宏裕，看到对方颓废到那般境地，不由得感到难过。刘宏裕感慨道："想不到你小子熬出头了，而我却落魄到了这般地步，嗨，这真是造化弄人啊。我不像你，能够在逆境中倔强生存，什么苦都能吃，我不行，我从小就是在蜜罐里泡大的，经不起风吹雨打，我想这辈子也就这样了吧，我怕是永远也振作不起来了。"王炎斌安慰他说："不要那么悲观，糟糕的日子咬咬牙就过去了，有道是否极泰来，只要你不放弃自己，随时都可以从头再来。"

刘宏裕没有那么乐观，他太了解自己了，如今他不再对未来抱任何希望，只想把所有的烦恼溺死在酒精中。

陷入逆境，不能冷静，不愿忍受磨砺之苦，永远不能蜕变成长。要想挣脱生命的枷锁，扼住命运的咽喉，就不能任由自己软弱，要有咬碎钢牙和血吞的决绝，敢于砸碎束缚住自己的铁链，在绝望中寻找希望，在逆境中寻找新的契机，愿意奋战到底，直至取得最好的胜利。

有的人认为只有命歹的人才需要历经艰难困苦，奋斗不息，条件优越的人来到这个世界上就是为了享乐，根本不用承受磨难，何必自讨苦吃呢？这种观点显然太过偏颇了，没有人生来就该受苦，也没有人生来就该享福，条件再好，同样也要忍受生老病死之苦，人生既有顺遂之时，也有失意之时，谁又能轻轻松松潇洒一辈子？你只有练就了坚忍的品格，能忍别人所不能忍，才能成功渡过一个又一个难关，到达常人所不能到达的高度。

学会随遇而安

达尔文说，物竞天择，适者生存，告诫我们一定要主动适应环境，而不要强求环境反过来适应我们。人生在世，总有些事情是我们所不能掌控的，客观世界到处都有不可抗拒的力量，有时候我们必须学会适应，学会随遇而安。但凡静下来的人皆能随遇而安，无论身处何种境地，都能安之若素，而不能冷静的人则没有勇气面对不可更改的现实，为了寻求更好的生活，宁愿随波逐流。

随遇而安和随波逐流是两种截然不同的选择。前者能以超然的心态坦然接受不利的处境，在任何境遇中都能自得其乐，后者指的是追随潮流而动，盲目地追随众人的脚步，没有自我、没有独立的人格，自愿沦为庸庸大众中的一员。能够随遇而安的人就像蒲公英，风把它吹向哪里，它就在哪里落地生根，不管周围的土壤有多么贫瘠，也不管光照、湿度如何，它总能开出花来；倾向于随波逐流的人就像飘舞的柳絮、漂浮的浮萍，它随风起起落落，随流水波浪漂荡不休，永远都找不到扎根之地。不能冷静的人是没有根的，所以才不能学随遇而安的蒲公英，只能效法空中的飞絮、水中的浮萍，这是何其可悲啊！

　　杨乐姗是一个非常开朗活泼的女孩子，既爱讲笑话又爱唱歌，经常把大家逗得哈哈大笑。这种人见人爱的甜心，在所有人眼里都是活宝，是很容易被记住的。无论是老板还是主管，都对她青睐有加，每当公司举办活动，第一个想到的人就是她，平时聚会，最活跃的人也是她，无论她走到哪里都能带来欢声笑语。

　　王娅楠的性格和杨乐姗截然相反，她平时少言寡语，不苟言笑，中午吃饭的时候总是一个人默默坐在不起眼的角落里，存在感非常弱。入职大半年了，很多同事都不知道她的名字。这种老实人注定不会引起关注，注定被遗忘被忽略。她每天安安静静地做事，像老黄牛那样任劳任怨，刚刚完成任务，领导又交给她一大堆工作来做，她二话不说就开始埋头苦干，从不计较谁做得多谁做得少。其实她是一个很有灵性的女孩子，只是别人没发现而已，她对业务特别熟悉，任何一个与业务相关的知识她都了若指掌，若是有人考她，她定能脱口而出地作答。

　　由于不爱说话，性格太过老实，王娅楠没有受到应有的重视，为此她十分苦闷。杨乐姗能力平平，除了会搞笑以外，并不擅长什么，工作上拈轻怕重，没有什么过人的表现，即便如此，她仍然是大伙眼里魅力无敌的甜心。王娅楠觉得这很不公平，她这才意识到默默无闻的老实人从来就不是主角，特别二的傻白甜、风风火火的霸道总裁、漂亮聪慧能说会道的女白领，头上都有主角光环，而勤勤恳恳、默默耕耘的老实人连配角都算不上，最多算是跑龙套的。这种龙套角色要多苦有多苦，活干得最多，汗流得最多，升职加薪的事却总是与其无关。做得越多，犯错的概率就越高，受批评的次数就越多，到头来还不如少做或不做。

王娅楠愤愤不平，觉得老实人永远都不会被善待，于是决定随波逐流，不再老老实实傻干，要效法偷工减料的杨乐姗那样少干活多说话，把所有人哄开心。她想如今这个世道就是这样，油滑的人通常能混得风生水起，默默苦干的人不管奋斗多少年，都不能与之相提并论，既然如此，她又何苦坚守自我，干脆也变成滑头好了。王娅楠花了很多时间来研究杨乐姗，把对方的搞笑本领全部学了过来，做事越来越不上心。她的确赢得了关注，以前同事都不爱搭理她，现在全聚在她周围听她讲搞笑的段子，她成了公司里除杨乐姗之外，第二个搞笑高手。

转眼两个月过去了，老板终于忍不住找她谈话了："小王，你现在比以前开朗多了，不像原来那么压抑了，这是好事。可是不知为什么，你做事不如原来卖力了，你能向我解释一下具体是什么原因吗？"王娅楠不方便直言，随便找了一些托词搪塞老板，以为可以蒙混过关。然而老板毕竟见多识广，顷刻便拆穿了她的谎言："小王，你没有说实话。我真为你感到惋惜。你是个很有潜力的员工，以前虽然不爱吭声，但总能把该干的活干好，把事情交给你做我很放心，本来打算提拔你做总经理助理，可惜你现在不在状态，我只能另外物色人选了。"

王娅楠一听后悔不已，她原以为自己的付出老板从来都没放在心上，没想到她所做的一切老板都看在眼里，她后悔没能坚守住自己，选择了随波逐流，眼看着大好的机会白白溜走。

智者随遇而安，愚者随波逐流。人若是缺乏随遇而安的智慧，就会陷入无休止的挣扎，永远惶惑茫然。懂得随遇而安的人是有福的，这样的人无论经历过多少浮浮沉沉，见过多少风云变幻，都不会被磨难压垮。不甘于随遇而安，一心想着随波逐流，违背内心，完全遵从世俗，就会丧失独特的个性以及自身独有的芬芳，最终淡褪了棱角，学会了矫饰和浮夸，沦为了丝毫没有特点的庸人。

身有静气才不会与人争斗

有人认为只要有竞争存在，人与人之间就注定要斗争不休，因为竞争的本质就是利益的争夺，狭路相逢勇者胜，谁能笑到最后，谁就能成为最大的赢家，获得更好的生活。故人与人之间的争斗是古往今来必有的剧目。那么事实果真如此吗？只有参与争斗，才能保障自己利益不受损，才能赢得更加美好的生活吗？

当然不是。但凡静下来的人，都不会相信这样的观点，是否卷入纷争，参与各种争斗，完全是你自己的选择，你若不喜欢与人争，没有人会逼迫你那么做。人之所以喜欢钩心斗角，是因为自己不能冷静，并非被环境所迫。心有静气，能够静下来的人，通常不屑与人相斗，其心境就像那首小诗里描述的那样："我和谁都不争，和谁争我都不屑。"不争不斗，是一种境界，更是一种智慧，唯有放弃无聊的明争暗斗，方能专注笃定，把事情做到极致。事实上热衷于争斗的人，大多成不了大器，因为他们把过多的精力放在了惹是生非上，没有心思静下心来做事了。与人争斗是一件非常劳神费心的事，它会吸走你大部分的精力，让你力不从心，所以任何领域的顶尖人物都不可能是热衷于争斗的人，他们忙正事都忙不过来，哪儿有时间耍弄心机呢？

胡嘉月是一个非常独特的女子，在人们固有的印象里，所有业绩好的销售人员都热衷于鼓弄三寸不烂之舌，气势咄咄逼人，推销产品时常不自觉地流露出侵略性和紧迫感，不给客户留余地，急着催促别人下单。胡嘉月却不是这样，她娴静得体，没有任何攻击性和侵略性，说话语调平缓，丝毫听不出急切的感觉，然而就是这样一个安静斯文的姑娘，销售业绩一直都是最突出的。每月月末总结的时候，胡嘉月都遥遥领先。

胡嘉月气质宁静，没有争斗意识，她从未把谈生意当成唇枪舌剑的战争，只想着把好的产品好的服务提供给客户，让双方达成共赢。对外她的态度是这样，对内也是这样。在销售部，业务员经常为了争抢大客户而斗得头破血流。客户的潜力和财力，直接决定业务员的业绩和收益，在事关利益的问题上，大家全都互不相让，内部争抢订单的事情时有发生，这就造成了很大的内耗。胡嘉月从来就不参与纷争，假如上级没有把好的客户分配给她，她就自己主动开发新客户，因此从未与人起过争执。当齐娜叉着腰向主管告状，说胡嘉月抢了她的客户时，主管根本就不相信。齐娜非常生气，气势汹汹地说："那个客户是我最早接触的，如果不是胡嘉月半路杀出来，我早就把订单签下了，她这样做太不地道了。"主管说："既然你最先接触了这名客户，率先与客户签订订单的人应该是你，而不该是别人，客户宁愿跟最近接触的人签单，也不愿与你签单，这说明你工作方法有问题。"

"这怎么能怪我呢？明明是胡嘉月抢单。"齐娜气得脸都扭曲了，嚷嚷着要跟胡嘉月对质。为了息事宁人，主管只好把胡嘉月找来问明情况。胡嘉月说："客户从未在我面前提过齐娜的名字，我不知道她事先跟客户接触过，若是知道，绝对不会跟单的，这是我做事的原则。现在既然客户已经签单了，我们就不能毁约了，理应给人家发货。为了保障客户的权益以及部门的利益，我们应该遵照合约办事。既然这个客户是齐娜的，那么就让她继续为这位客户服务好了，我不会计较的，业绩算在齐娜头上吧。"

胡嘉月的深明大义令主管分外感动，后来她主动给胡嘉月介绍了几个客户，算是对她的一种补偿。胡嘉月并没有因为让出一个客户而吃大亏，反而有了更多的收获。齐娜没能凭借自己的诚意和口才打动客户，却平白得了一单，表面看上去是占足了便宜，其实不然，她失去的远远比她得到的要多。她没有把精力放在提升自身业务水平上，过于热衷投机取巧和钩心斗角，能力一点长进也没有，业绩始终不上不下。为了多签几个订单，她用尽了心思，有时故意把谈不下来的客户让给同事，事后又责怪对方抢单，利用各种手段逼迫对方跟自己平分提成。尽管机关算尽，她的业绩还是远远落后于胡嘉月，所得的不过是蝇头小利罢了。

能成就你的，永远不会是那些明争暗斗的伎俩，与其浪费时间争斗，不如花精力完善自身，多做一些更有意义的事。其实你最大的敌人是自己，而不是别人，战胜自我，完善自我，努力做到更好，你就自然而然成了技压群雄的强者，根本就不需要把任何人绊倒。

叫得响亮不如做得漂亮

仔细观察你会发现，大张旗鼓高喊口号的人，往往雷声大雨点小，做不出什么成绩，而静下来，不动声色，喜欢默默发力的人才是真正的狠角色，常能给人带来意想不到的惊喜，真可谓不鸣则已，一鸣惊人。这足以说明叫得响亮不如做得漂亮，越爱叫嚣的人往往会越早偃旗息鼓，从不发声的人，一旦发声必能石破天惊。

人们之所以热衷于四处宣扬到处叫嚣，其实是因为自己心里没底，既想通过这种方式为自己打气，又想让别人羡慕自己有理想有目标，心态无比矛盾。生活中，我们常看到有人一次又一次信誓旦旦高喊着："我一定要顺利通过职业资格考试""我一定要找到光鲜体面的工作""我一定要减肥瘦身""以最美的形象迎接更加美好的生活"……最后，一个目标也没实现，似乎这些热血激昂的话只是说给别人听的。而真正静下来的人，不纠结不矛盾，在不声不响的状态下，就把所有的目标都实现了。

有人说，上等人喜欢不动声色干大事，心稳步稳；中等人喜欢边说边做，表现中规中矩；下等人吵吵闹闹不做事，只有嘴上功夫。一个人要想有一番作为，必须效法上等人，静下来，稳住心，在事情没做成之前，不急于到处宣扬。事成之后，无需宣扬，天下皆知。

刘家豪和赵溥是毕业于同一所高校的年轻人，供职于同一家企业，收入基本在一个水平线上，两个人经常聚在一起畅谈人生。刘家豪说："我受够了城郊结合部的出租屋了，那种鸟不拉屎的地方在地图上都找不到，环境脏乱差不说，治安也不好。平时我都不好意思告诉别人我的住址，免得对方想太多。我发誓在30岁之前，我一定要出人头地，成为成功人士，要有自己的事业，要有一所像样的大房子，要娶最漂亮的女人为妻，要让天下所有男人嫉妒我羡慕我。"

赵溥很少开口谈目标谈理想，他说的最多的只是一般性的人生感悟而已。他不是那种喜欢喊口号的人，因为他认为实干要比喊口号有用。其实他又何尝不想有自己的家呢？为了在大都市里立足，他付出了常人无法想象的努力。刚毕业的时候，由于缺乏相关经验，他不得不从基层干起，那时苦活累活他全都要做，论专业能力和技术水平，他也许不是最棒的，公司里有大把大把的人才，在人才堆里，他一点也不起眼，可是在人才济济的公司里，他确实最踏实最努力，比任何人都敬业。作为北漂一族，他最大的梦想就是能安定下来，在辛苦打拼的城市买下一个安居之所。那时他一边辛苦工作，一边利用业余时间读硕士，压力非常大，很怕自己坚持不下去，不过他并没有像好友刘家豪那样到处宣讲自己的梦想。

转眼五年过去了，刘家豪依然待在出租屋里，生活没有太大的改变，每次朋友聚会，他依然热衷于发表各种人生宣言，不经意间便能说出几句令人热血沸腾的豪言壮语，朋友都听腻了，时常打趣他："你真是光说不练，这么多年过去了，口号你已经喊过上百遍了，现在不还是老样子吗？"刘家豪不以为意："别扫兴好不好，不能让我过过嘴瘾吗？"谁都没有想到平时不声不响的赵溥，居然第一个买了房子，第一个娶了太太，这个结果着实令所有人大跌眼镜。

"这真是真人不露相啊。"朋友纷纷感叹道。有人提议："什么时候请我们到家中做做客，顺便拜见一下嫂夫人。"到了周末，刘家豪随好友一同参观了赵溥的家，房子并不大，装修得也不豪华，但布置得非常温馨，窗台上摆满了花卉，墙上挂了不少意趣盎然、境界悠远的字画，女主人娴静优雅，既能操持家务，烧得一手好菜，扮演好贤内助的角色，又能为男人出谋划策，成为成功男人背后的女人。在她的激励下，赵溥从一名基层职员成长为部门经理，人生迈向了新台阶。

刘家豪感慨万千地说："我当年的梦想，怎么全被你小子给实现了呢？这真是巨大的讽刺啊，我天天挂在嘴上的目标，一个也没落到实处，你什么都不说，却把该做的事都做了。"朋友取笑道："人家是实干家，你是演说家，你把时间都浪费在发表演说上了，当然什么都干不成了。"

静下来的人，往往都是不动声色的，他会在别人高声畅谈梦想的时候，默默聚集力量，艰难地上下求索，探寻人生的各种可能性。他从不用言语来证明自己，只会用行动来让人信服。他不刻意彰显自己，其成就却能让所有人看见。这正是这类人的非同凡响之处。

让躁动的心安静下来

久居喧嚣的闹市中，人们往往喜动不喜静，似乎忘记了安静也是一种能力。如今能静下来，潜下心来，享受静谧的人越来越少了。大多数人都想制造出一点响动，对周围产生一点影响，要么忙于应酬，要么奔走于各大交际场，被欲望牵引着忙碌不休，早已忘记了做事的初衷，甚至本末倒置，放弃了脚踏实地的努力，一心想着走捷径。静下来的人不会把时间浪费在酒场聚会上，而是潜下心来钻研，因为他们相信"静而后能安，安而后能虑，虑而后能得"，认为静比动更能催人奋进。

过于躁动，就显得轻浮和浅薄，安静下来，方令人觉得厚重和可靠。古人说"静以修身""非淡泊无以明志，非宁静无以致远"，静能让人自省，使人心无旁骛，更好地专注于当下。静的力量是不可小觑的，一滴水滴落的时候不会发出太大的声响，时间久了，却能把檐下的石板凿穿；一把种子看起来非常不起眼，发芽时无声无息，可它却能把致密的头盖骨撑开。同理，静下来的人，安静的人，往往比那些聒噪的人、为名利疯狂的人，身上潜藏的能量要足，因为他们把力量都消耗在对的事物上了，不为任何事分心，所以更容易在某个领域做出成就。

有些人认为静等同于木讷，在现代社会，必须认识更多有头有脸的人物，到处散发名片，在酒桌饭桌上，于觥筹交错中凝聚感情，才能获得更多的收益。安静的人不知道怎么为自己聚集社会资源，怕是奋斗一生，也不会有什么好结果。事实似乎是这样，但又不尽然。如果你在别人眼中没有分量，无论怎么积极奔走，怎么工于社交，都不可能把这份无足重轻的交情转化成自己的资源，一切的努力都是枉费心机。与其如此，还不如静下心来，认认真真做好自己该做的事，自己成全自己。

李熠是一个非常内向的人，只知道埋头做事，在社会上摸爬滚打了三年，连崭露头角的机会都没得到。同学对他说："你不能再这样下去了，必须让自己动起来，多印发一些名片，让更多的人认识你，这样才能为自己争取到更好的平台。"李熠认为同学说的有道理，立即印发了上千张名片，像发传单一样见人就发，同学劝阻道："你不能乱发名片，必须想办法让一张小小的名片换来最大的效益，最好把它递到大人物手上。"

李熠立刻领会了，从此开始有的放矢地分发名片。干了这么多年采编，他没有写出一篇像样的东西，早就产生了转行的想法。他想写书，做梦都想成为继韩寒、郭敬明之后的第三位80后作家。目前，他最大的问题是自己籍籍无名，没人看好自己写的东西，缺乏出版渠道。他认为只要搞定出版社的编辑，一切都不会成为问题。为了见到出版社的主编，他在楼下足足等了一个钟头，然后诚惶诚恐地递上了名片。主编接过了名片，两人就算认识了，承诺以后会抽空看看他的作品。

转眼一年过去了，主编依旧腾不出空闲，李熠写的东西他一个字也没有看过。在长达一年的时间里，李熠先后接触过不少有头有脸的人物，有的是编辑，有的是图书策划，有的是杂志社的老板，他以为结识了这些人物，自己的命运就会为之改变。每每提及这些大人物，他脸上就会流露出自豪的表情，逢人便说："xx，我认识，前些日子我们还一起喝过酒。"如果对方不相信，他就会掏出手机，让对方给 xx 打电话询问，以此证实两人确实有交情。其实他和那些人不过是点头之交，只是在一起吃过几次饭喝过几次酒而已，并没有人把他看成可以与自己平起平坐的朋友。

有一天同学问："既然你认识这么多大人物，为什么不提出书的事啊？"李熠这才想起了出书的事情："哎呀，我整天忙着应酬，都快把正事忘了。"紧接着，他便带着作品四处求人，那些朋友大多数衍了事，根本无心翻阅他写的东西，只有杂志社的老板答应找时间看看，刚看完一页纸就看不下去了："文字太粗糙了，不适合在杂志上连载。"李熠赔着笑脸，希望老板看在往日交情的分上，给他一个机会，对方并不买账："你的东西写得不行，我怎么能破例给你连载呢？这和我们是不是有交情无关，我不能因为你降低杂志的质量。"李熠感到无比失望，那位老板在他起身告辞之前，给了他一个忠告："我劝你静下心来好好练练笔，别把时间花费在跟人吃吃喝喝上，搞文字创作的人必须有安静的气质才能成事，像你这么浮躁，能写出什么好东西来呢？"

动起来很容易，静下心却很难，你拥有足够强的定力，才能安守一份静谧。真正胸中有丘壑的人，大都懂得静水流深的道理。静水下的世界往往深不可测，人亦如此，安静深沉的人，体内往往蕴藏着大智慧和大能量。抑制住躁动的心，安放好自己的灵魂，不沉迷于表面的喧嚣热闹以及华而不实的友谊、没有价值的社交，静静地做好自己喜欢的事，经营好现有的生活，往往能收获更多。